新三针
疗法流派临床经验
全图解

国家中医药管理局厘定

靳三针

疗法流派临床经验

全图解

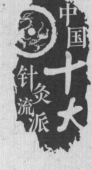

中国十大针灸流派

主编 庄礼兴

副主编 刘畅

编者 （以姓氏笔画为序）

王明华　庄珣　李煜

张宾　张路歆　陈志辉

招敏虹　徐展琼　谢晓燕

人民卫生出版社

图书在版编目（CIP）数据

靳三针疗法流派临床经验全图解 / 庄礼兴主编. —北京：人民卫生出版社，2017

ISBN 978-7-117-25069-6

Ⅰ. ①靳… Ⅱ. ①庄… Ⅲ. ①针灸疗法 – 临床应用 – 经验 – 中国 – 现代 – 图解 Ⅳ. ①R246–64

中国版本图书馆 CIP 数据核字（2017）第 218214 号

人卫智网	www.ipmph.com	医学教育、学术、考试、健康，购书智慧智能综合服务平台
人卫官网	www.pmph.com	人卫官方资讯发布平台

靳三针疗法流派临床经验全图解

主 编：庄礼兴
出版发行：人民卫生出版社（中继线 010-59780011）
地 址：北京市朝阳区潘家园南里 19 号
邮 编：100021
E - mail：pmph @ pmph.com
购书热线：010-59787592 010-59787584 010-65264830
印 刷：北京顶佳世纪印刷有限公司
经 销：新华书店
开 本：710×1000 1/16 印张：11
字 数：118 千字
版 次：2017 年 10 月第 1 版 2022 年 11 月第 1 版第 4 次印刷
标准书号：ISBN 978-7-117-25069-6/R · 25070
定 价：62.00 元

打击盗版举报电话：010-59787491 E-mail：WQ @ pmph.com
（凡属印装质量问题请与本社市场营销中心联系退换）

序

　　针灸流派，是针灸实践发展与理论创新的土壤，也是针灸学术传承的阵地，人才培养的摇篮。我国五千年针灸发展史，也可谓是针灸流派不断出现又不断融合，进而推动针灸理论日臻完善、实践不断发展的历史。《素问·异法方宜论》云："北方者，天地所闭藏之域也。其地高陵居，风寒冰冽，其民乐野处而乳食，脏寒生满病，其治宜灸焫。故灸焫者，亦从北方来。南方者，天地所长养，阳之所盛处也。其地下，水土弱，雾露之所聚也。其民嗜酸而食胕，故其民皆致理而赤色，其病挛痹，其治宜微针。故九针者，亦从南方来。"可见，针灸本身即是南方针术与北方灸术两种流派的融合。

　　中医理论奠基之作《黄帝内经》，古今学者公认"殆非一时之言，其所撰述，亦非一人之手"，它的成书前后历经二三百年，汇集了众多医家的不同学术思想。如关于经脉气血循环，除我们所熟知的十二经首尾衔接循环理论外，还有阴阳表里循环、经水云雨循环、阴出阳入循环等理论。其他如经络、藏象、病机、诊法、治则，甚至阴阳、五行、脏腑等中医筑基理论，也皆有不尽相同的理论表述。因此，《黄帝内经》可视为不同中医流派学术思想的荟萃。

秦汉以降，针灸流派层出。如南朝徐熙针灸世家相传七世，江西席氏针灸自南宋至明代传承十二世，凌云针派自明代传至清末光绪年间历十三世而不辍，以及东垣针法、南丰李氏、四明高氏补泻等针灸流派，尽皆载诸史册。魏稼、高希言教授以针灸学术发展脉络为纲，将秦汉以来针灸学术划分为经学派、穴法派、手法派等十八个流派，编著《针灸流派概论》，成为全国针灸专业研究生选用教材。

近百余年来，面对西方医学的挤迫，广大针灸业者发皇古义，融会新知，躬耕实践，推陈出新，发掘、整理、创新了众多针灸流派，推动了针灸学术的繁荣与发展。刘炜宏研究员通过文献检索，结合诸家临床所长，将我国针灸临床流派分为针法派、灸法派、刺络放血派、拔罐派、刮痧派等，其中针法派又可分为手法派、经穴派、特殊针具派、特殊治疗部位派、针药结合派等。上述每个流派，又可再有进一步的细分以及不同的代表性医家。当代针灸流派之繁荣，可见一斑。

为充分体现中医药发展以继承为基础，探索建立中医流派学术传承、临床应用、推广转化的新模式，2012 年国家中医药管理局公布了第一批 64 家全国中医学术流派传承工作室，澄江针灸学派、长白山通经调脏手法流派、辽宁彭氏眼针学术流派、管氏特殊针法学术流派、甘肃郑氏针法学术流派、广西黄氏壮医针灸流派、河南邵氏针灸流派、湖湘五经配伍针推流派、靳三针疗法流派、四川李氏杵针流派等针灸流派位列其中。同时，为推动针灸流派的研究与传承，2013 年，中国针灸学会批准成立学术流派研究与传承专业委员会。遵循学术愈研而愈精的理念，上述针灸流派传承工作室在专业委员会的平台上，就流派研究内容、传承方式、推广途径等，彼此交流，相互切磋，共同探索，不仅保证了流派传承工作室的建设质量，而且通过共同举办继续教育学习班、交叉带徒等流派传承推广方式的创新，有效扩大了各流派的影响和相互间的融汇。

感谢人民卫生出版社对针灸流派研究工作的重视。在齐立洁老师的积极组织下，10 家针灸流派传承工作室桴鼓相应，使这套具有时代气息的针灸流派系列丛书顺利面世。其内容，包含了上述针灸流派的历史源流、学术思想、临证精粹，展示了 10 家传承工作室近年来在流派资料整理、挖掘与研究中的最新成果；其形式，采用了二维码信息技术，既可收藏，也可利用手机等终端进行扫描，随身便携，随时学习与领悟，相信读者能够从中多有受益。

是为序。

中国针灸学会学术流派研究与传承专业委员会主任委员　**夏有兵**

2017 年 5 月

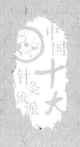

中国十大针灸流派

新三针

疗法流派临床经验

全图解

| 前 言 |

　　岭南地区有独特的地理和气候环境，在长期的医疗实践中，岭南针灸形成了具有地域特色的诊疗体系。靳瑞教授总结近 50 年临床实践，结合现代研究成果，创立了以三针取穴为处方特色的针灸治疗新体系——靳三针疗法。在靳老及其弟子、传承人的共同努力下，靳三针疗法作为岭南针灸的一面旗帜，在全球范围传播，为中医针灸的学术发展带来深远的影响。

　　要掌握一个流派的针灸疗法，不仅需要系统学习理论知识，还要掌握临床操作方法。编者在承担"十五"国家科技攻关项目——"全国百名老中医学术思想经验传承研究"期间，与余瑾、陈兴华、袁青等教授带领团队系统总结了靳老的学术思想和临床经验，将研究成果沉淀为《靳瑞学术思想及靳三针疗法经验集成》一书，并对靳三针组穴附了详细的说明和图解。书中收录了编者主持"十一五"科技支撑项目"靳三针疗法治疗中风偏瘫优化方案的研究"时补充的挛三针、腕三针、踝三针、开三针等组穴，然而开三针未附图详解。带教指导过程中，编者感到图片还不能完全传达针刺操作中复杂的信息，相比之下，视频更有助于初学者掌握操作要领。为营造犹如靳老亲自指导、耳提面命的阅读体验，编者组织拍摄了部分组穴操作视频，以二维码的形式附于本书的组穴图解下，并补充了开三针的图解；按照优势病种对内容进行分类，将部分靳老主治的案例及其弟子运用靳三针疗法的典型验案进行详解；结合靳老传承人、研究生及临床医生公开发表的运用靳三针疗法的学术论文，归纳总结出最实用的临床体会。

愿本书进一步推动靳三针疗法的传承和传播，促进岭南针灸学术的发展。

庄礼兴

2017 年 7 月于羊城

目 录

第一章　靳三针流派概览

第二章　靳三针疗法的穴位处方

第三章　靳三针疗法临床应用

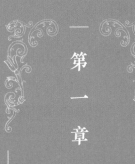

第一章　靳三针流派概览

❖ 第一节　靳瑞教授生平

一、世家底蕴，志存高远

靳三针流派的创立人靳瑞教授，出生于中医世家。据传祖上为明代参与整理《针灸大成》的靳贤，世代名医辈出。靳瑞幼承庭训，在父亲和叔父业医、制药的熏陶下成长，对中医有诸多感性认识的机会。

1951年，靳老考入广东中医药专科学校（广州中医药大学前身），接受中医科班教育。在校期间受时任校长罗元凯、教务长邓铁涛等当代名中医的影响，开始系统学习中医知识。靳老就读期间的理想是做一名儿内科医生，但毕业那年发生的一件事情对他后来的方向产生了影响。当时全家人在家吃火锅，父亲突然昏厥，刚毕业的靳瑞急中生智，拿出注射针头，以米酒消毒后针刺父亲的人中、十宣等穴，父亲很快苏醒。得知靳瑞救治自己的方法后，父亲感到十分欣慰。靳老也因此体会到针灸疗法效如桴鼓，从此立志弘扬针灸，造福世界。

二、学贯中西，厚积薄发

靳老就读期间，需要学习的中医知识和西医知识比重为7比3。靳老很早就接触到了西方医学，并于毕业后被分配到广东省海南行政区医院（现海南省人民医院）工作，大量学习实践西医学。此后又曾师从著名神经生理学家林数模教授，为将来研究针灸机制和推广"靳三针"疗法打下了基础。

1955 年，靳老回到广东省中医进修学校（后来的广州中医药大学）从事针灸教学工作，从零到一组建起广州中医学院针灸教研组。期间组织邀请针灸界各名老中医为在校学生讲学，并编写讲义。在继承诸师和为同学们解疑答惑的过程中，靳老的针灸理论水平不断提高。靳老受广州针灸名家韩绍康先生影响较大，后来一直沿袭韩老钻研经典的习惯。为更好研读经典，靳老将书房四壁改造成适合粘贴经文节选和书写批注的墙。自青年时代起，他就清晨朗读经文，白天出诊，晚上交流心得或钻研经文，数十年如一日。后来过渡到清晨 5 ~ 6 时写读书心得，白天出诊，夜间读书。坚持经典学习并结合临床实践的积累，让靳老主授《针灸医籍选》时，能够忠于经典，旁征博引，紧扣临床，深入浅出。

1960 年到 1966 年，靳老受广东省卫生厅指派，每年夏季到广东兴宁、梅县、普宁、潮汕等地区救治乙型脑炎。在大多数医学工作者的研究工作都不得不停顿的情况下，靳老因为当时发表在医学刊物上的文章颇有建树，被中央点名要求参加"523"医疗队，进行脑型疟疾的救治和研究工作。这几年的研究和大量的临床实践为他后来从事脑病研究打下了坚实的基础。在海南研究疟疾期间，靳老用三次针灸治愈了某领导十几年的过敏性鼻炎。被治愈的领导感到惊异，询问这个神奇的疗法叫什么名字，靳老回应就叫"鼻三针"。自此"三针"之名始立，但"靳三针疗法"的系统形成，是在 20 世纪 80 年代中后期。

三、重视经典，教学相长

1984 年，靳老任广州中医学院（现广州中医药大学）针灸系第一任系主任。在他的带领下，针灸医学的基础、教学和临床体系逐步建立，各门类教研室也相继成立。长久以来对经典的重视，让靳老成为一本行走的针灸古籍大全。在此基础上，靳老主编了全国统编五版教材《针灸医籍选》，将他对针灸经典医籍的深刻理解和阐发融汇其中，此书堪称经典之作。

1987 年，靳老接到国家中医药管理局的任务，组织学生周杰芳，将新中国成立以来最有代表性的针灸临床研究资料使用电脑进行分析，系统总结针灸临床取穴规律，并用扎实的专业经典基础加以分析。他发现，每一种疾病的针灸取穴，都有三个穴位起到最重要的治疗作用。在这些穴位主方上，"靳三针"体系初步建立。此后，靳老将研究成果和临床紧密结合，围绕脑病这一主攻方向，发明了治疗中风后遗症的"颞三针"，治疗儿童精神发育迟滞的"智三针"，治疗自闭症的"启闭针"，治疗多动症的"定神针"等"靳三针"组穴。

20 世纪 90 年代，作为广州中医药大学首席教授的靳老带领硕士、博士研究生，采用现代科研方法开展"靳三针"疗法的基础研究，取得了丰硕的成果，相关课题先后获得广东省科技进步二等奖、国家中医药管理局中医药科技进步三等奖。颞三针疗法还获得 WHO、WFAS、AAA 联合颁发金奖，并被国家中医药管理局鉴定为首批适宜诊疗技术、国家级中医继续教育项目。靳老的学术思想、经验传承研究也列入"十五"国家科技攻关计划。在此期间，许多靳老的弟子也对"靳三针"疗法的研究做了大量工作，部分还撰写文章、书籍，促进"靳三针"疗法在国内外的推广普及。靳老弟子不但继承发展了"靳三针"疗法，更是从靳老手中接过弘扬中医针灸的使命，为人类的健康而努力前行。

◆ 第二节 靳三针疗法的学术特色

一、组方规律

"靳三针"疗法将靳老多年的临床实践经验，与现代临床研究成果相结合。其穴位组方多由 3 个穴位组成，且对某些疾病可在 3 次控制，故名"三针"。"靳三针"疗法在不断实践和研究中，发展到现在已有 45 组穴位处方。

（一）按照选穴思路分类

1. 以局部取穴为主的三针体系，如"眼三针""面肌针"等；

2. 以经络脏腑相关原理取穴的三针体系，如"胃三针"既有胃之募穴和局部取穴中脘穴，又有通阴维脉的内关穴，以及胃经合穴、胃下合穴足三里，既能调节脾胃脏腑功能，又能通调胃经、任脉、阴维脉等经络；

3. 结合现代医学生理病理基础补充的三针体系，如"颞三针"取穴对应颞叶的头皮表面投影区，在对侧肢体运动障碍时多用。

（二）按照临床功效分类

1. 神智类

神识方面的异常，病位在心、脑、肾，与督脉、膀胱经循行关系最密切。该类穴位处方不仅有督脉、膀胱经局部取穴的"智三针""四神针""颞三针""脑三针"（合称头四项），还包括以心经取穴为主的"手智针"，以肾经取穴为主的"足智针"。将大脑皮层的功能定位投影到头皮，我们发现"颞三针"对应颞叶、中央前回、中央后回的投影区，故对精神发育迟滞儿童的智力改善有作用，同时也可以治疗对侧肢体瘫痪或感觉异常；"四神针"对应了顶叶的区域，可改善记忆力，广泛用于脑病的治疗；"智三针"对应额叶，是提高智力的重要组穴；"脑三针"则对应小脑的头皮投影区，对平衡功能障碍有较好的改善作用。

2. 五官类

此类穴组多在病灶局部，如"眼三针"均在眼周；"耳三针"包括耳廓前的听宫、听会和耳廓后的完骨；"鼻三针"则包括鼻梁上方的印堂和鼻翼附近的鼻通、迎香。该类穴组疗效明确，可疏通局部经络，较远端取穴有更快、更明确的功效。如"面瘫针"以面部足阳明胃经腧穴为主，是面瘫的常用主要穴组，根据面瘫时期和证型再适当选择远端配穴。又如治疗三叉神经痛常用的主穴"叉三针"，就包含对应三叉神经第一支的阳白、鱼腰穴，对应第二支的四白穴，以及对应第三支的大迎穴。

3. 躯体类

"靳三针"注重特定穴的应用，四肢部位穴组多包含五输穴、原穴、郄穴，而躯干部位组穴常包括背俞穴，此外交会穴也多有应用。如临床常用于治疗上肢功能活动障碍的"手三针"就包括手阳明大肠经的合穴曲池、原穴合谷，手少阳三焦经的络穴外关；而常用于治疗颈椎病的"背三针"则包括骨会大杼、背俞穴风门、肺俞；常用于治疗腰痛或活动障碍的"腰三针"也是由局部的背俞穴肾俞、大肠俞，和远端的足太阳膀胱经合穴委中组成。对于关节病变，除了上述取穴规律，"靳三针"的组穴还体现了围刺法的应用。如膝关节病变多用"膝三针"：血海、梁丘、内外膝眼，梁丘为郄穴，配合内外膝眼起到围针效果，加强行气活血通络之功效；踝关节病变常用"踝三针"：解溪、太溪、昆仑。

4. 脏腑类

合募配穴是"靳三针"中治疗脏腑病组穴的常见组合，其理论基础是募穴为脏腑之气输注于胸腹部的地方，而"合治内腑"也提示下合穴可治脏腑病。比如常用于治疗肠炎、痢疾、便秘等肠道疾病的"肠三针"，取大肠募穴天枢、小肠募穴关元，配合大肠下合穴上巨虚，对肠腑气机有良好的调节作用。交会穴在"靳三针"中的应用，为涉及多经多腑的疾病治疗提供了思路。比如常用于治疗泌尿系统疾病或术后排尿障碍的"尿三针"，取小肠募穴关元、膀胱募穴中极，配合肝、脾、肾经的交会穴——三阴交，共同调节下焦的水液代谢。

5. 急救类

对于急性的神志异常，无论是脱证还是闭证，都源于阴阳之气不相顺接。取穴多在督脉和任脉的交接处，如人中见于"闭三针""脱三针""老呆针"；或阴阳经交接之处，如"闭三针"用十宣。而百会一穴为醒神开窍要穴，针之可疏通督脉经气，灸之可升提阳气，是"脱三针"重要的穴位。

临床运用"靳三针"并不会拘泥于现有的穴位处方，关键在于辨证。通常会根据患者的具体情况对穴位处方进行加减或合用。此外，"靳三针"疗法要求施术者专意一神，其对治神和手法也有严格的要求。

二、手法特点

（一）入针特点

与现代流行的飞针和快速进针不同，靳老更提倡慢进针，这样不仅能保证穴位的精准，还可以帮助患者和医者都集中精神于针下，有助于"两神合一"。临床常用小幅度捻转、缓慢进针，仅持针身进针。正如《灵枢》所言："持针之道，坚者为宝，正指直刺，无针左右，神在秋毫，属意病者，审视血脉者，刺之无殆"。

针刺得气是针灸起效的重要前提，所谓"气至而有效"。快速入针，不利于得气，甚至没有针感，影响疗效。入针后，针要"有根""有神"。针体不可东倒西歪，针下应有沉涩紧的气感，否则应调整针向，或加用催气、候气手法。

（二）补泻手法

靳老常用的补泻手法可以概括为大补大泻、小补小泻和导气同精法。

大补大泻是指针刺得气后，三进一退为补，一进三退为泻。总的原则是慢入快出为补，快入慢出为泻，进退次数可增减。而小补小泻只操作一度，其补法是得气后慢慢用腕力和指力将针推到地部，紧压穴位 30 秒，迅速出针；泻法是得气后快速将针插到地部，再缓慢用力将针退出。导气同精法则是在卫部得气后，三进三退，使气至病所。正如《灵枢·五乱》所言"徐入徐出，谓之导气，补泻无形，谓之同精"。三种补泻手法都建立在徐疾补泻的基础上，而导气同精又特别强调以神御气，使气至病所。

需要注意的是，患者得气时未必会有"酸麻重胀"感。"邪气来也紧而疾，谷气来也徐而和"，《黄帝内经》告诉我们可以通过气的"徐"和"紧"来分辨其性质。谷气即人体的正气，若人体正气不足，则谷气要候气或催气较久才会到来。邪气则大部分在入针后就能感觉到，针下较为紧涩。

（三）重视治神

靳老对针刺中的精神调摄非常重视，可总结概括为治神"九字诀"：定、察、安、聚、入、合、和、实、养，综合概括提炼"生"一字总诀。定神是指针刺前，医者和患者均要安定神志，调整呼吸节律，避免情绪激动。察神是指医者在针刺前要细细观察患者精神状态的变化，通过"神"的外在表现，判断体内气血运化的状态。安神是指在问诊沟通过程中，医者需慰导患者，用患者易于理解的语言消除其焦虑情绪和对疾病的担忧，增强信心；聚神是指患者神安后，医者进一步引导患者集中注意力。入神是强调医者持针之时，全神贯注于针中。合神指进针时，患者之"气"与医者之"气"相合。为达到合神的效果，靳老特别强调要缓慢进针，这样双方注意力都集中于针下，也就更容易得气。和神是指要注意行针三要素：候气、辨气和补泻。留针时实神可以让针刺获得的正气周流全身，此外对于虚证患者，更需要"静以久留"，有时留针长达 2 小时。养神是指针刺调和气血后，还需注意生活调摄，如《素问·刺法论》所言"慎勿大怒，勿大醉歌乐"，"勿大悲伤"，以发挥针刺的远期效应。靳老治神的观念可概括为"生"一字总诀。"靳三针疗法"的核心精神体现在"三生万物"，他常说：三者生也，有生生不息之意。他强调医者要常怀生意，解除患者的病痛，给予患者生机。

从针刺治疗前的定神、察神，到问诊中的安神；从进针时的医者聚神、入神于针，到医患双方合神；从运用各种行针手法以和神气，到补泻后留针实神，强调"治神"的思想贯穿了"靳三针"疗法的始终。

《素问·宝命全形论》说："凡刺之真，必先治神。"《灵枢·终始》又说："专意一神，精气之分，毋闻人声，以收其精，必一其神，令志在针"。《标幽赋》中也有"目无外视，手如握虎；心无内慕，如待贵人"的治神要求。故并不是只有神志病、脑病需要"治神"，而是运用针灸疗法的整个过程，都要有意识地"治神"。针刺前要让患者神志安定，避免大的情绪波动、饥饱等，否则会影响气血运行的情况。仔细观察患者的面色、应答、情绪等"神气"的外在表现，适当用言语安慰患者，缓解其对疾病的焦虑和针刺的恐惧，增加患者对医生的信任。患者神志安定有助于经脉气血的流通和针刺效应的发挥。医者神志安定，方能不滞于物，见微知著；如实地采集患者的四诊资料，方能司外揣内，辨证论治，最后客观地找到患者疾病的关键点。医者若作功夫形迹之心，或左顾右盼不能专心一意，则常失其病所，不能准确辨证，影响疗效。靳老对诊病之时治神的要求，与孙思邈在《备急千金要方·论大医精诚》中所提到的医生执业素养有相类之处，值得每位医生仔细体会。

《灵枢·九针十二原》有云："方刺之时，必在悬阳，及与两卫"。靳老采用捻转和缓慢压针进针法，转动幅度小于90°，针体垂直于皮肤表面，能更好地调动位于人体表面的卫阳之气，也使患者注意力高度集中于所刺穴位，这样医患双方"两神合一"，患者更容易得气。得气后施行补泻手法更需要驭神，"补之泻之，以意和之"强调的就是医者在补泻操作过程中，集中精神，用医者之"神"驾驭手法，以调患者之气，做到心手相应，神御气和。留针过程中，患者也要安定神志；针刺治疗结束后，嘱咐患者饮食忌宜，生活规律，以养神气。

在靳老的启发下，靳三针流派内多名教授均对调神针法进行了进一步的研究和发挥，如庄礼兴教授的"庄氏调神针法"，赖

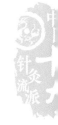

新生教授的"通元针法"，袁青教授的"调神针法"等。

综上，"靳三针"疗法的临证要点，可以总结为：重视治神，辨气补泻，三针组穴，尊古厚今。

◆ 第三节　靳三针学术流派代表性传承人简介

靳三针疗法创始人靳瑞教授是著名的针灸专家，广州中医药大学首席教授、博士生导师。在校期间，靳老为岭南中医界培养了一批优秀的弟子，其流派传承人多为当代岭南针坛的学术领头人。现将学术流派传承关系以及主要代表人物介绍如图1-1：

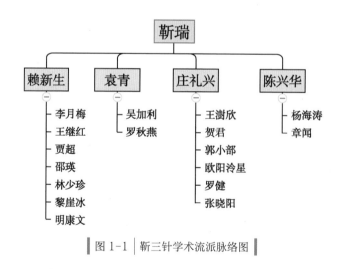

图 1-1 │ 靳三针学术流派脉络图

一、赖新生

全国知名针灸专家，广州中医药大学博士生导师，博士后导师，二级教授，第五批全国老中医药专家学术经验继承工作指导老师，广东省名中医，全国第一批中医药传承博士后合作导师，首批全国名老中医药专家学术经验继承人（师承靳瑞教授），国家人事部"百千万人才工程"百类人才，1996 年起享受国务院政府特殊津贴，广东省重点学科针灸推拿学学术带头人，广州中医药大学重点学科建设优秀学科学术带头人。先后主持和完成包括 973 计划、国家自然科学基金、国家重点项目等国家和省部级课题 20 余项，在国内外重要杂志发表论文 340 余篇，包括 SCI 论文 20 余篇。主持国家中医药管理局中医适宜技术推广项目 1 项。

赖新生教授在 20 世纪 90 年代初，继承全国首批名老中医靳瑞教授的学术经验，完成了"三针疗法"体系的创立工作。现担任国家科技部 973 计划中医理论基础研究专项专家组成员，国家自然科学奖评审委员会委员，国家自然科学基金评审委员会委员，中国针灸学会刺灸法专业委员会常务理事，全国高等中医院校针灸教育研究会副理事长，国家中医药管理局科技进步奖评审委员会委员，国家中医药管理局院士遴选委员会成员，《广州中医药大学学报》编委会成员，《中医药信息》《中医药学报》编委会特邀专家。

赖新生教授不仅深入开展"靳三针"疗法的研究，更是将研究成果整理成册，出版了大量书籍和专著，并运用多媒体的方式，推动"靳三针"在世界范围内的传播。赖教授主编了《针灸基础与临床研究纲要》《毫针刺法》（卫生部视听教材）《岭南针

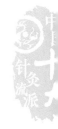

灸经验集》《针灸时间治疗概论》《三针疗法》《实用中医新方新药手册》《常见病的针灸治疗》《针灸脑病学》《实用针灸处方学》等学术著作，副主编或参编国家级规划教材等多部。其中，由他主编的《毫针刺法》电视教材于2009年获得中华医学会第五届全国中医药教育技术优秀电教教材二等奖；《耳针疗法》于2001年获得中华医学会第四届全国教育技术学术大会优秀多媒体教材一等奖。他参编的《中国针灸学——经络》，荣获世界卫生组织（WHO）、世界针灸联合会（WFAS）和美国针灸学会（AAA）联合颁发的金奖（1997年）。

二、袁青

广州中医药大学教授，博士生导师。现任广州中医药大学靳三针研究中心主任、针灸康复临床医学院针灸临床教研室主任，国家人事部、卫生与计划生育委员会、国家中医药管理局认定的靳瑞教授学术经验继承人。现于广州中医药大学第一附属医院、广州市中医院、越秀区儿童医院脑病专科从事针灸临床工作。

袁青教授带领其学术团体主攻"靳三针"治疗儿童脑病的临床与科研工作，主持和参与了多项国家、省、部级科研课题，获得了多项成果。2007年，他圆满地完成了全国名老中医药专家师带徒的工作和任务，获首届全国师带徒"高徒奖"。袁青教授努力将"靳三针"带到世界的大舞台上，他曾多次应邀赴美国、加拿大、新加坡、韩国等十多个国家和地区，指导中医针灸临床和教学工作，不遗余力地普及和宣扬"靳三针"疗法。

多年来，他在学术期刊上发表专业学术论文近百篇，出版学术专著 8 部。通过袁青教授的努力，国际上对"靳三针"渐渐熟悉了起来。

作为靳瑞教授学术经验继承人，曾长期侍诊于靳瑞教授，目前在临床中坚持使用"靳三针"疗法，"靳三针治疗脑病系列研究"获广东省及广州市科技进步三等奖（排名第三），主持国家中医药管理局科研项目"靳三针治疗儿童自闭症临床规范化研究"、省中管局项目"靳三针疗法治疗脑性瘫痪时间量学临床客观化研究"；主编及参编多部相关书籍，如《靳瑞针灸传真》《靳三针问答图解》《靳三针疗法解说（中英对照）》《中医外治疗法治百病丛书·靳三针法》《中风后遗症靳三针特效治疗》等，并且不遗余力地在海外推广"靳三针"疗法，为该疗法的有效传承作出了贡献。

三、庄礼兴

广州中医药大学教授，主任医师，博士生导师，广东省名中医。庄礼兴教授是广州中医药大学第一附属医院康复中心主任，针灸康复临床医学院针灸系副主任，全国中医学术流派靳三针疗法传承工作室负责人，国家中医药管理局"十一五""十二五"重点专科带头人。任中国针灸学会针灸学术流派研究与传承专业委员会常务理事、针灸临床分会常务理事，广东省针灸学会副会长，广东省针灸学会针法专业委员会主任委员，广东省中医药研究促进会副理事长，广东省中西医结合学会康复专业委员会副主

任委员及肺康复专业委员会副主任委员，广东康复学会神经康复专业委员会常务理事，中国中医冬病夏治专业委员会副主委，《中国临床康复》杂志、《广州中医药大学学报》杂志编委，《家庭医生》杂志顾问。

庄礼兴教授出身中医世家，从医三十余载，长期从事医疗、教学及科研工作。临床经验丰富，研究、实践并发扬"靳三针"疗法，擅长治疗神经系统疾病及各种痛证，对中风后遗症、颈椎病、腰椎病、癫痫、帕金森病、慢性疲劳综合征等疾病有较深的造诣。在教学方面负责研究生、本科生各专业、不同层次的《针灸学》《针灸治疗学》《神经病学》《老年病学》的教学工作，指导已毕业和在读的境内外博士研究生、硕士研究生近百名。

庄礼兴教授治学严谨，主持国家"十五"科技攻关项目——"靳瑞学术思想临床研究"，主持国家"十一五"科技支撑项目"靳三针治疗中风后偏瘫优化方案研究"；为"靳三针"疗法治疗中风纳入国家中医药管理局重点专科临床路径的诊疗方案做出了突出贡献，为推动"靳三针"临床诊疗的标准化、规范化进程做出了示范。在庄教授牵头下，"靳三针"疗法学术传承工作室与其他针灸流派开展了深入紧密的联系，并在全国设立8个二级工作站，为"靳三针"疗法的广泛传播起到了重要作用。

庄教授继承发扬"靳三针"疗法，主编《靳瑞学术思想及靳三针疗法经验集成》《中风的治疗与护理》《中医家庭保健按摩》《中医食疗》《中医儿科食疗》等著作，参编《针灸治疗学》《针灸学》《推拿学》《现代中医内科急症治疗学》《岭南针灸经验集》

《现代中医临床基本技能》等教材及著作 8 部。主持省、部级课题：改良"天灸止喘贴"治疗支气管哮喘疗效及机制研究，穴位埋线治疗全面发作性癫痫的临床研究，针灸治疗帕金森病临床研究。参与各级科研课题 10 余项。获各级科技进步奖 5 项。已在国内外专业期刊上公开发表论文 50 余篇。

四、陈兴华

广州中医药大学教授，博士生导师。擅于"靳三针"治疗神经系统疾病，尤其长于脑病（帕金森病、癫痫方向）的临床与基础研究。

陈兴华教授从事针灸的临床、科研和教学工作近 20 年，曾主持或参与多项厅局级以上科研课题，已结题的课题有"经外奇穴的部位和临床应用""针刺治疗帕金森病临床研究"等 3 项，在研课题有"气街理论指导针灸治疗癫痫临床研究""针刺治疗帕金森病的疗效及中枢神经递质机理研究"等 3 项。主编或参编《常见病的针灸治疗》等论著 8 本，相关学术论文 20 余篇在省级以上刊物发表，并有多篇论文在全国性学术交流大会上获奖。

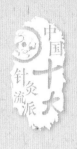

中国十大
针灸流派

新三针

疗法流派临床经验

全图解

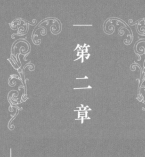

第二章　靳三针疗法的穴位处方

❖ 第一节　局部取穴为主的三针体系

一、鼻三针

(一) 组穴

【穴组】迎香、上迎香 (即鼻通穴) 和印堂穴。(图 2-1)

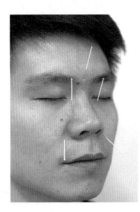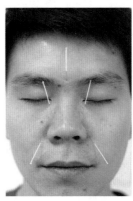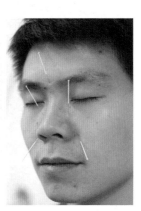

图 2-1 │ 鼻三针

【定位】

迎香穴: 在面部, 鼻翼外缘中点旁, 当鼻唇沟中。

上迎香: 鼻唇沟上端尽处。

印堂穴: 在前额部, 当两眉头之中间。

【主治】临床上用于治疗鼻炎等鼻部疾患。如果是过敏性鼻炎, 鼻根部的穴位以迎香为主; 如果是慢性鼻炎, 多把印堂穴改

国家中医药管理局厘定中国十大针灸流派

为攒竹穴。

（二）处方

【要领注意事项】

1. 仰卧位，以防晕针。

2. 迎香穴，横刺 0.5 ~ 1.2 寸，针尖指向鼻翼；鼻通穴，先用食指按压揣穴，避免刺中鼻骨，引起出血或疼痛，向下斜刺 0.5 ~ 1.2 寸；印堂穴向下垂直平刺达鼻根部。多用泻法。

3. 常配合"四神针"使用，取"鼻通于天气"之意。

二、眼三针

（一）组穴

【穴组】眼 I 针（睛明穴上 0.2 寸）、眼 II 针（约当承泣穴处）、眼 III 针（上眼眶下缘，正对瞳孔）。（图 2-2）

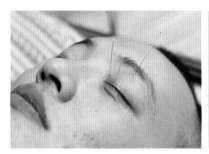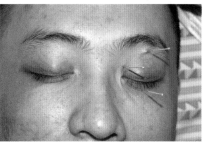

图 2-2 ┃ 眼三针

【定位】

眼Ⅰ针：即睛明穴上 0.2 寸，位于面部，目内眦角稍上方的凹陷处。

眼Ⅱ针：即承泣穴，当瞳孔直下，位于眶下缘与眼球之间。

眼Ⅲ针：目正视，瞳孔直上，当眶上缘与眼球之间。

【主治】视神经萎缩，视网膜炎，黄斑变性，弱视等内眼疾病。

（二）**处方**

【要领注意事项】

1. 选择质量好的 1.5 寸毫针（最好是新的）。

2. 第一针太靠近眼球或眼眶，不易进针，且容易引起疼痛或出血。针刺时，向眼底内缓慢地斜刺，用力宜轻。

3. 进针过程中针下如遇阻力，将针体慢慢退出少许或出针，调方向再进针。

4. 如果在治疗过程中发现有出血倾向或患者有凝血功能缺陷或患者过度紧张或不合作，应放弃针刺，以免发生意外。

5. 进针后忌提插转捻和加电，可刮针。

6. 出针时忌快速出针，否则很容易引起出血。出针后必须用干棉球压迫针孔 5 分钟，必要时压迫时间要长一些，防止眼内出血。

三、耳三针

（一）组穴

【穴组】听宫、听会、完骨。（图2-3）

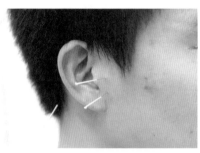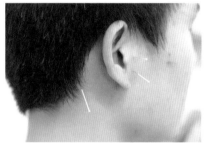

图 2-3 | 耳三针

【定位】

听宫：面部，耳屏前，下颌骨髁状突的后方，张口时呈凹陷处，取穴时，嘱患者张口，耳屏前微下凹陷处，下颌骨髁突后处即是。

听会：面部，听宫穴直下，当耳屏前切迹的前方，下颌骨髁突的后缘，张口有凹陷处。

完骨：头部，当耳后乳突的后下方凹陷处。取穴时，令患者正坐或侧伏，医者用手指从耳后乳突由上向下滑动，当滑至乳突下凹陷处即是。

【主治】耳聋，耳鸣和听力下降等疾病。

（二）处方

【要领注意事项】

1. 深刺效果比较好，但要注意深度和位置。

2. 听宫和听会必须张口取穴，针 1.2 寸，入针后患者口可闭合。

3. 配穴可用中渚、外关、合谷、四神针、颞三针、脑三针等。

4. 加电时刺激量不可过大，听宫，听会两穴不用穴位注射。

四、晕痛针

（一）组穴

【穴组】四神针（图 2-4）、印堂、太阳。（图 2-5）

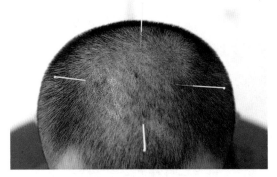

图 2-4 | 四神针

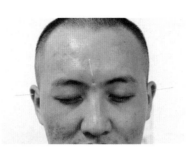

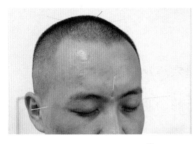
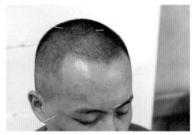

图 2-5 | 晕痛针

【定位】

四神针：在头顶部，当百会穴前后左右各 1.5 寸，共四处。

太阳穴：头颞部，当眉梢与目外眦之间，向后一横指的凹陷处。

印堂穴：在前额部，当两眉头之中间。

【主治】主要用于治疗梅尼埃病，另外，对于各种头痛，尤其是伴有头晕症状者，效果更好。

（二）处方

【要领注意事项】

1. 印堂穴向下平刺达鼻根部，以有酸胀感为度。直刺太阳穴 0.8～1 寸，针感向眼内或目上放散者为佳，若针下有硬物感，应将针提出 2 分，忌继续进针。

2. 治疗眩晕，可施温和灸法。

五、面肌针

（一）组穴

【穴组】

眼睑痉挛：四白、下眼睑阿是穴。

口肌痉挛：地仓透颊车、口禾髎、迎香。（图 2-6）

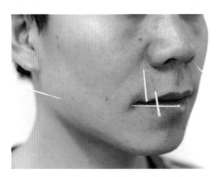

| 图 2-6 | 面肌针 |

【定位】

四白穴：面部，瞳孔直下，当眶下孔凹陷处。

口禾髎：上唇部，鼻孔外缘直下，平水沟穴处。

地仓穴：面部，口角外侧，上直瞳孔，或正坐位，平视，瞳孔直下垂线与口角水平线相交点。

颊车穴：面颊部，下颌角前上方约一横指（中指）当咀嚼时咬肌隆起，按之凹陷处。

迎香穴：面部，鼻翼外缘中点旁，当鼻唇沟中。

【主治】分别用于治疗眼肌痉挛、口肌痉挛。

（二）处方

【要领注意事项】

1. 四白穴，仰卧位，用较细的针由皮下刺入，针尖向鼻部，不要向上，以防加电时针尖刺入眼眶内。

2. 四白穴可直刺或斜刺为第一组；口肌组为地仓穴透颊车穴、口禾髎穴、迎香穴。刺 5 ～ 8 分深。

3. 针后选最密连续波的密波加电。加电应加到病人的眼、口像抽筋一样，以既不疼痛，又能坚持为度，加电半个小时或 45 分钟以上。

六、叉三针

（一）组穴

【穴组】太阳、下关、阿是穴（图 2-7）（第一支痛可选鱼腰穴和阳白穴；第二支痛可选四白穴；第三支痛可选大迎穴）。

【定位】

太阳穴：头颞部，当眉梢与目

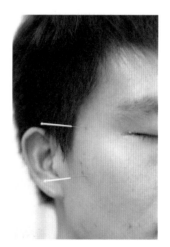

图 2-7 │ 叉三针

外眦之间，向后一横指的凹陷处。

下关穴：面部耳前方，当颧弓与下颌切迹所形成的凹陷中。

鱼腰穴：在额部，瞳孔直上，眉毛中。

阳白穴：在前额部，当瞳孔直上，眉上1寸。

大迎穴：在下颌角前方，咬肌附着部前缘，当面动脉搏动处。

【主治】三叉神经痛。

（二）处方

【要领注意事项】

1. 仰卧位，太阳穴直刺0.8～1寸，下关刺1～1.2寸，嘱病人不要张口讲话，以麻胀感为佳。

2. 透刺鱼腰穴和阳白穴，鱼腰穴向丝竹空穴方向透刺，四白穴向下斜刺0.8～1寸，大迎穴向口角方向平刺1～1.2寸。

3. 留针30分钟以上，每隔5分钟行捻转手法1次，用中度的刺激量。或使用电针，选连续的密波，刺激量以患者能耐受为度。

七、面瘫针

（一）组穴

【穴组】翳风、地仓颊车互透、迎香；阳白、太阳、四白。（图2-8）

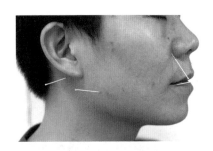

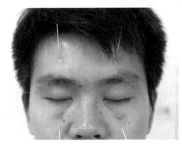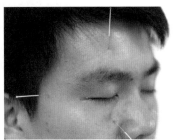

图 2-8 面瘫针

【定位】

翳风穴：在颈侧部，当乳突的前方直下，平下颌角，胸锁乳突肌的前缘。

地仓穴：面间，口角外侧，上直瞳孔，或正坐位，平视，瞳孔直下垂线与口角水平线相交点。

颊车穴：面颊部，下颌角前上方约一横指（中指）当咀嚼时咬肌隆起，按之凹陷处。

迎香穴：在面部，鼻翼外缘中点旁，当鼻唇沟中。

【主治】面神经麻痹，中风口眼歪斜。

（二）处方

【要领注意事项】

1. 针刺翳风穴前先按压探穴。力度不可太大，因这个穴位有明显压痛点。

2. 选 1.5 寸毫针直刺，以患者出现明显的酸、麻、胀感为度，手法不可过重，避免加重对面神经的损伤。

3. 透刺地仓穴和颊车穴时注意方向和角度，看针柄是否与嘴线呈一线来检测地仓穴方向是否正确。两穴平刺，可加电，根据病程的长短选用不同的波型。早期用密波，对于发病时间较长，或经久不愈的患者，可采用电针，选疏密波。

4. 对发病超过 3 个月以上，或有倒错现象的患者，在针治患侧的同时，应考虑针治健侧。左侧面瘫选右合谷，右侧面瘫选左合谷，针用补法。在合谷穴上进行补泻时，采用"补患泻健"的原则。

5. 在针刺的同时，可辅以艾灸，行温和灸，或以神灯照射患侧耳垂的前后，也可嘱病人回家后以热毛巾热敷患侧，注意不要过热，以免烫伤面部皮肤。热敷时并用手按推面部，方向要向枕后推。

6. 治疗眼睑闭合不全，可加阳白、四白和太阳穴，阳白、四白穴均向下斜刺，太阳穴直刺；治疗口角歪斜，可加迎香、口禾髎穴，迎香穴沿鼻唇沟斜刺，口禾髎穴向患侧平刺。

7. 避风寒，忌生冷食物。

八、突三针

（一）组穴

【穴组】水突、扶突、天突。（图2-9）

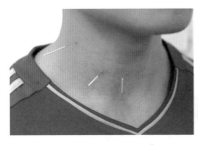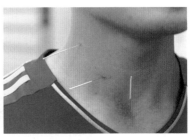

图2-9 ｜突三针

【定位】

水突穴：在颈部，当人迎与气舍的中点。

扶突穴：颈外侧部，结喉旁，当胸锁乳突肌的前、后缘之间。

天突穴：颈部，当正中线任脉上，胸骨上窝中央。

【主治】甲状腺肿大，甲亢、甲减、甲状腺囊肿和甲状腺良性肿瘤。

（二）处方

【要领注意事项】

1．水突穴和扶突穴用1寸针向甲状腺方向平刺。天突穴沿胸骨上缘边向下斜刺约0.8寸，注意防止气胸。

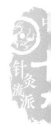

2. 避免深刺，以免损伤甲状腺体。

3. 留针为主，加以转捻和刮针。

九、颈三针

（一）组穴

【穴组】天柱、百劳、大杼。（图 2-10）

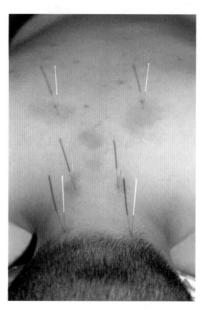

图 2-10 颈三针

【定位】天柱穴：项部，大筋（斜方肌）外缘之后发际凹陷中，约当后发际正中旁开 1.3 寸。

百劳穴：项部，当大椎直上 2 寸，后正中线督脉旁开 1 寸。

大杼穴：背部，当第1胸椎棘突下，旁开1.5寸。

【主治】颈椎病、颈项强痛。

（二）处方

【要领注意事项】

1. 天柱穴，直刺1寸，不可向延髓方向刺。针刺大杼时，注意深度，多往脊椎的方向斜刺，直刺不可超过1寸。

2. 上肢外侧前缘疼痛，可加曲池穴；上肢外侧正中疼痛，可加用肩井、外关等穴；上肢外侧后缘疼痛，可加后溪、天宗等穴。

3. 可配合电针、温针、神灯、穴位注射、经络注血疗法等来综合治疗。

十、背三针

（一）组穴

【穴组】大杼、风门、肺俞。（图2-11）

【定位】

大杼穴：背部，当第1胸椎棘突下，旁开1.5寸。

风门穴：背部，当第2胸椎棘突下，旁开1.5寸。

肺俞穴：背部，当第3胸椎棘突下，旁开1.5寸。

【主治】支气管炎、哮喘、过敏性鼻炎等肺系疾病，胸背痛。

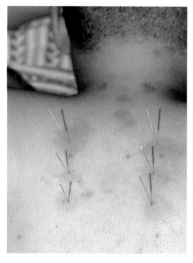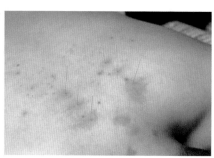

图 2-11 背三针

（二）处方

【要领注意事项】

1. 注意针刺的深浅，垂直刺肺俞穴不可超过 7 分，直刺 1 寸易造成气胸。斜刺时，可向内斜刺 1 寸。

2. 对于一些肺气虚弱、卫外功能较差而时常患感冒的患者，可在"背三针"处直接灸、温和灸、多罐疗法；对于过敏性鼻炎、哮喘属肺系疾病，可在"背三针"行经络注血疗法或天灸疗法。

十一、肩三针

（一）组穴

【穴组】肩峰下的凹陷中为第一针，同水平前方 2 寸为第二

针，同水平后方 2 寸为第三针。（图 2-12）

【定位】

肩 I 针：即肩髃穴，肩部，三角肌上，臂外展，或向前平伸时，当肩峰前下方凹陷处。

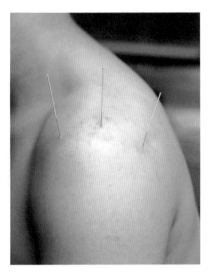

图 2-12 ｜ 肩三针

肩 II 针：在肩髃穴同水平前方 2 寸为肩 II 针。

肩 III 针：在肩髃穴同水平后方 2 寸为肩 III 针。

【主治】肩周炎，肩关节炎，上肢瘫痪，肩不能举。

（二）处方

【要领注意事项】

1. 用 1.5 或 2 寸针，向肩关节方向刺入，以肩关节周围或向下有麻胀感为度。

2．针后可行捻转手法，加电，或神灯照射。也可在"背六穴"上配合经络注血疗法或在局部用多罐疗法。

十二、手三针

（一）组穴（图2-13）

【穴组】曲池、外关、合谷。（图2-13）

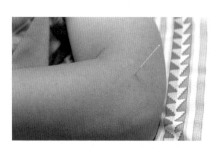
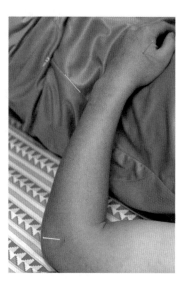

图2-13 | 手三针

【定位】

曲池穴：肘横纹外侧端，屈肘，当尺泽与肱骨外上髁连线中点。

外关穴：前臂背侧，当阳池与肘尖的连线上，腕背横纹上2寸，尺骨与桡骨间。

合谷穴：手背，在第1、2掌骨之间，第2掌骨桡侧的中点处。

【主治】上肢运动障碍，如瘫痪或是感觉障碍，或者上肢一些肌肉、关节的疾病，外感疾病。

（二）处方

【要领注意事项】

曲池穴，令患者曲肘，刺1～1.2寸；外关穴，腕关节呈自然体位，刺1寸左右，以得气为准。

十三、足三针

（一）组穴

【穴组】足三里、三阴交、太冲。（图2-14）

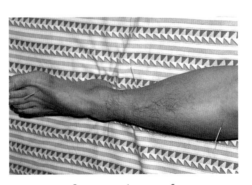

图2-14｜足三针

【定位】

太冲穴：在足背侧，当第1、2跖骨间隙的后方凹陷处。（图2-15）

足三里：在髌骨下缘，髌韧带外侧凹陷的犊鼻穴下 3 寸，胫骨前嵴外 1 横指处。（图 2-16）

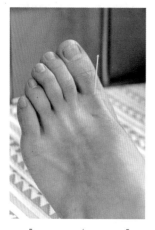

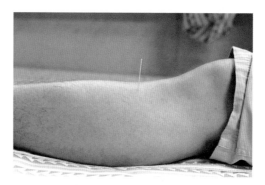

| 图 2-15 | 太冲穴 |

| 图 2-16 | 足三里穴 |

三阴交：小腿内侧，当足内踝尖上 3 寸，胫骨内侧缘后方。（图 2-17）

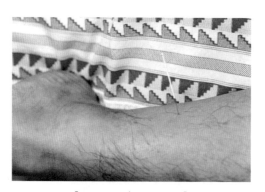

| 图 2-17 | 三阴交穴 |

【主治】下肢感觉或运动障碍，如下肢麻木、疼痛、无力、肌肉萎缩等。

（二）处方

【要领注意事项】

1. 取足三里注意体位及下肢的屈伸状况，屈膝时在犊鼻穴下用"一夫法"定3寸，胫骨前嵴外开一横指处；伸膝时用同侧虎口卡住髌骨上缘，食指下旁开胫骨前嵴外开一横指处。

2. 成人用1.5寸针，小儿用1针，直刺，入针后得气后嘱咐患者不要随意屈伸膝关节，以防引起疼痛或弯针。

3. 三阴交，沿胫骨内侧后缘直刺，有麻胀或放电样针感为佳。

4. 太冲穴向涌泉穴方向透刺，使针感向足底放散为好。

十四、手智针

（一）组穴

【穴组】内关、神门、劳宫。（图2-18）

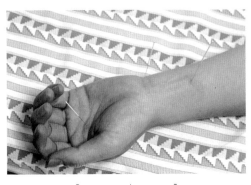

图2-18 手智针

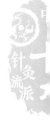

【定位】

内关穴：前臂掌侧，当曲泽与大陵的连线上，腕横纹上2寸，在桡侧腕屈肌腱和掌长肌腱之间。

神门穴：腕部，腕掌侧横纹尺侧端，尺侧腕屈肌腱的桡侧凹陷处。

劳宫穴：手掌心，当第2、3掌骨之间偏于第3掌骨，握拳屈指时中指尖处。

【主治】精神发育迟滞，儿童多动症（动多静少），癫痫，失眠。

（二）处方

【要领注意事项】

1. 可配合"手三针"使用。

2. 神门穴用1寸针直刺0.5寸，针需稳牢；内关穴要摆正手腕，使之处于一种自然体位，方能从两筋之间刺中穴位。

十五、腰三针

（一）组穴

【穴组】肾俞、大肠俞、委中。（图2-19）

【定位】

肾俞穴：腰部，当第2腰椎棘突下，旁开1.5寸。（图2-19a）

大肠俞：腰部，当第4腰椎棘突下，旁开1.5寸。（图2-19a）

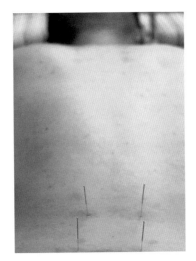

（a）肾俞、大肠俞

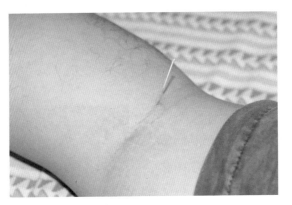

（b）委中

图2-19 | 腰三针

委中穴：腘横纹中点，当股二头肌肌腱与半腱肌肌腱的中间。（图2-19b）

【主治】治疗腰椎的退行性病变，如腰痛、骨质增生、腰肌劳损、风湿痛，以及性功能障碍、遗精、阳痿、月经不调等。

（二）处方

【要领注意事项】

1. 俯卧位，以1.5寸针直刺1.2寸深，腰部出现酸麻，胀感为好。

2. 对于慢性腰痛，或伴见瘀血症状病人，可同刺双委中，出针出血可让其自然流出。

3. 可在膀胱经上用多罐、走罐、穴位注射、经络注血、神灯照射等辅助方法。

十六、膝三针

（一）组穴

【穴组】双膝眼、梁丘、血海。（图2-20）

【定位】

膝眼穴：屈膝，在髌韧带两侧凹陷处，在内侧的称内膝眼，在外侧的称外膝眼。

梁丘穴：屈膝，大腿前面，当髂前上棘与髌底外侧端的连线上，髌骨外上方2寸处。

血海穴：屈膝，在大腿内侧，髌底内侧端上方2寸，当

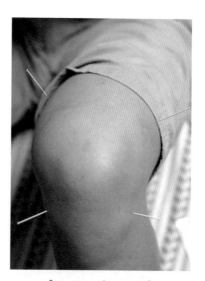

┃图2-20┃膝三针┃

股四头肌内侧头的隆起处。

【主治】各种膝关节疾病，如膝关节骨质增生、关节炎、扭伤、肿胀或无力等。

（二）处方

【要领注意事项】

1. 屈膝取穴，取仰卧位针刺时，可以在患者膝下垫上一个高枕，使患者双膝呈自然屈膝状。

2. 膝眼穴向内侧刺，可刺 1 ～ 1.5 寸深，避免刺入关节腔内；血海、梁丘穴以 1.5 寸针直刺 1.2 寸深，得气为度。

3. 配穴加足三里、阳陵泉、阴陵泉等穴。行痹、痛痹、着痹，加温针灸或嘱患者回家自灸；热痹，以针泻之而不灸；对于关节活动不利的，选疏密波加电。也可考虑用经络注血疗法，在足三里、阳陵泉和血海穴处注射，隔天 1 次。

十七、踝三针

（一）组穴

【穴组】解溪、太溪、昆仑。（图 2-21）

【定位】

解溪穴：足背与小腿交界处的横纹中央凹陷中，当蹬长肌腱与趾长肌腱之间。

太溪穴：足内侧，内踝后方，当内踝尖与跟腱之间的凹陷

处。（图2-22）

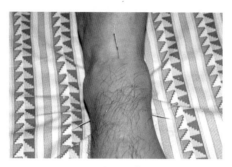

图 2-21 踝三针

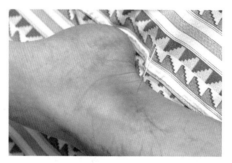

图 2-22 太溪穴

昆仑穴：足部外踝后方，当外踝尖与跟腱之间的凹陷处。（图2-23）

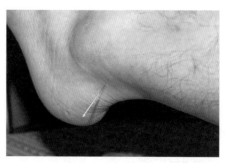

图 2-23 昆仑穴

【主治】踝关节肿痛、活动障碍、足跟痛，以及小儿脑瘫的足跟不离地等。

（二）处方

【要领注意事项】

1. 解溪穴，按压探穴，探准凹陷处入针，可刺 0.8 ~ 1 寸深，针感以放射至踝关节左右或周围者为佳。

2. 透刺昆仑和太溪穴，太溪穴的针感往往传到足底部，而昆仑穴的针感可以传到足趾端。

3. 可选用以治疗踝关节的肿痛，或者肿而不痛，有利水消肿的作用。

▶ 视频 1 ｜ 踝三针操作

十八、足智针

（一）组穴

【穴组】涌泉穴为第一针，足 2,3 跖趾横纹头端至足跟后缘连线中点为第二针（泉中），平第二针向内旁开一指为第三针（泉中内）。（图 2-24）

【定位】

涌泉穴：足底部，卷足时足底前部凹陷处，约当足底 2、3 趾趾缝纹头端与足跟连线的前三分之一与后三分之二交点上。（图 2-25）

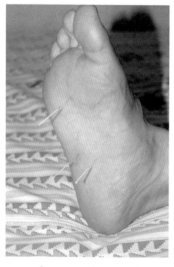

▌图 2-24 ▕ 足智针 ▕

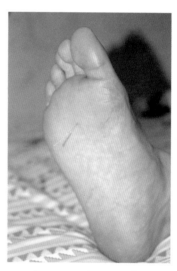

▌图 2-25 ▕ 涌泉穴 ▕

泉中穴：第三趾跖关节横纹至足跟后缘连线中点第二针，即泉中穴，平第二针向内旁开一指为第三针，即泉中内穴。

【主治】儿童自闭症、智力低下，以及多静少言、哑不能言等症。

（二）**处方**

【要领注意事项】

1. 涌泉穴，以 1～1.5 寸针向太冲方向透刺，常配合透四关。

2．直刺泉中和泉中内穴，泉中内向涌泉方向斜刺为泻；泉中内穴稍向足内侧斜刺为补。

3．以病人觉得足底发热，或整个下肢有股热流在走动为佳。

十九、痿三针

（一）组穴

【穴组】上肢痿三针：曲池、合谷、尺泽。（图2-26）

下肢痿三针：足三里、三阴交、太溪。

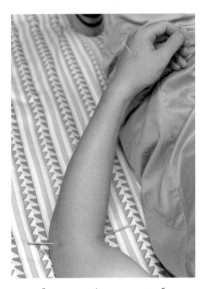

图 2-26 ｜ 上肢痿三针

〔定位〕

曲池穴：肘横纹外侧端，屈肘，当尺泽与肱骨外上髁连线中点。

合谷穴：手背，在第1、2掌骨之间，第2掌骨桡侧的中点处。（图2-27）

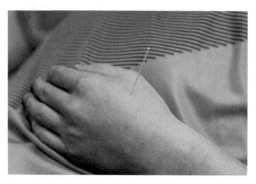

▎图2-27 ▏合谷穴 ▎

尺泽穴：肘横纹中，肱二头肌腱桡侧凹陷中。（图2-28）

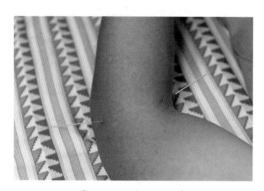

▎图2-28 ▏尺泽穴 ▎

足三里：在髌骨下缘，髌韧带外侧凹陷的犊鼻穴下3寸，胫骨前嵴外1横指处。（图2-29）

三阴交：小腿内侧，当足内踝尖上3寸，胫骨内侧缘后方。（图2-30）

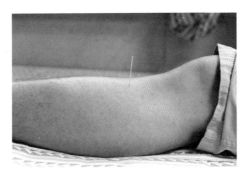

图2-29 | 足三里穴

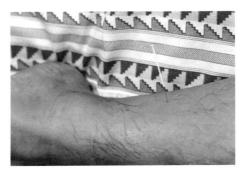

图2-30 | 三阴交穴

太溪穴：足内侧，内踝后方，当内踝尖与跟腱之间的凹陷处。（图2-31）

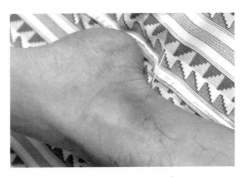

图2-31 | 太溪穴

【主治】痿症的肢体肌肉萎缩、无力、活动障碍、截瘫、瘫痪。

（二）**处方**

【要领注意事项】

常规针法，手法以补法为主。

二十、褐三针

（一）**组穴**

【穴组】颧髎、太阳、下关。（图2-32）

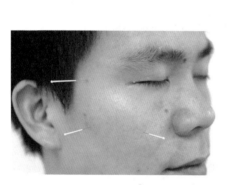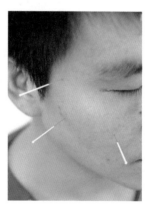

图2-32 | 褐三针

【定位】

颧髎穴：面部，当目外眦直下，颧骨下缘凹陷处。

太阳穴：头颞部，当眉梢与目外眦之间，向后一横指的凹陷处。

下关穴：面部耳前方，当颧弓与下颌切迹所形成的凹陷中。

【主治】面部黄褐斑、雀斑、粉刺、黑褐斑。

（二）处方

【要领注意事项】

1．常规针法针刺，针刺完后可用疏密波加电。

2．改善面部局部血液循环，可用维生素 B_{12} 于皮下注射。

二十一、乳三针

（一）组穴

【穴组】乳根、肩井、膻中。（图 2-33）

【定位】

乳根穴：胸部，当乳头直下，乳房根部，第 5 肋间隙，距前正中线任脉 4 寸。

肩井穴：肩上，当大椎与肩峰连线的中点上。（图 2-34）

膻中穴：胸部，前正中线上，平第四肋间两乳头连线的中点。若女性两乳下垂，则从锁骨往下摸至第四肋间骨处之胸骨中央，即是本穴。（图 2-35）

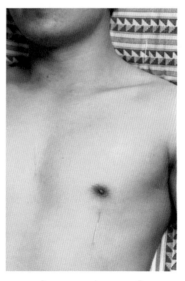

图 2-33 ┃ 乳三针

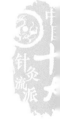

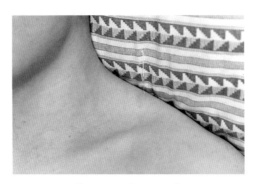

图2-34 │肩井穴│

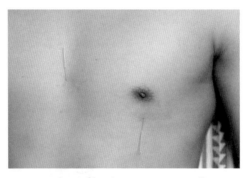

图2-35 │膻中穴、乳根穴│

【主治】乳腺增生、乳汁不足、乳腺的良性肿块、乳痈等乳房疾病。

（二）处方

【要领注意事项】

1. 乳根穴须在肋间进针，沿肋骨下刺入，忌直刺，针感向肋间放散为佳。

2. 膻中穴刺5～6分，入针后针尖向下斜刺。

3. 肩井穴向肩后斜刺5～8分，不要深刺，以防气胸。

✦ 第二节 经络脏腑理论指导的三针体系

一、胃三针

（一）组穴

【穴组】中脘、内关、足三里。

【定位】

中脘穴：上腹部，前正中线任脉上，当脐中上4寸。（图2-36）

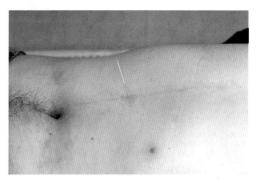

图 2-36 │ 中脘穴

内关穴：前臂掌侧，当曲泽与大陵的连线上，腕横纹上2寸，在桡侧腕屈肌腱和掌长肌腱之间。（图2-37）

足三里：在髌骨下缘，髌韧带外侧凹陷的犊鼻穴下3寸，胫骨前嵴外1横指处。（图2-38）

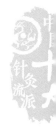

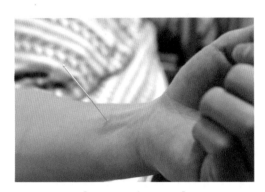

图 2-37 | 内关穴

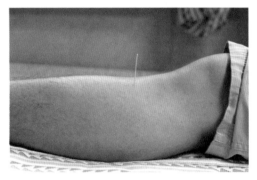

图 2-38 | 足三里穴

【主治】胃脘痛、胃炎、胃溃疡、消化不良等胃脘部疾病。

（二）处方

【要领注意事项】

1. 仰卧位，可解开患者裤带，使呼吸顺畅。

2. 中脘穴，按压穴位待病人觉得穴下有酸胀感后，再以1.5寸针缓慢进针，可刺 1 ~ 1.2 寸，针下沉紧为好。可配合呼吸补泻。

3. 多用捻转补泻法，提插补泻应根据病人身体肥瘦状态来定。腹壁肌肉、脂肪较厚者，可以作提插补泻法。

4. 内关穴，令病人双手放平，按压穴位使病人有酸胀感，然后以1寸或1.5寸针直刺0.8～1寸，以局部麻胀或有放电样感为好，多用捻转或刮针手法，也可配合呼吸补泻。

5. 足三里穴以1.5寸毫针缓慢刺入，以针感向下传导为好，也可用提插补泻手法。治疗各种原因引起的胃脘痛，可配合使用梁丘、公孙穴。

二、肠三针

（一）组穴

【穴组】天枢、关元、上巨虚。

【定位】

天枢穴：腹中部，前正中线任脉旁开2寸。（图2-39）

关元穴：下腹部，前正中线上，当脐中直下3寸。（图2-39）

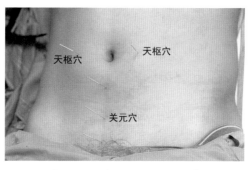

| 图2-39 | 天枢穴、关元穴

上巨虚：小腿前外侧，当犊鼻下6寸，距胫骨前缘一横指（中指）。（图2-40）

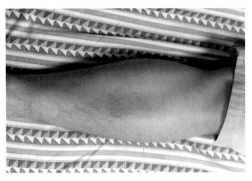

【主治】腹痛、肠炎、痢疾、便秘等肠道疾病。

（二）处方

【要领注意事项】

1. 仰卧位，将裤退至横骨穴水平，不要穿太紧的裤子，以免影响经气的运行和针感。

2. 天枢和关元穴可选1.5寸的针，以舒张进针法缓慢入针，刺1～1.2寸深。如果属虚证、寒证，可用神灯照射，温针灸或温和灸。

3. 上巨虚指压探寻最敏感点，肠道疾病者在上巨虚穴有明显的压痛点，以缓慢进针法准确针刺，针感较强。

4. 对急性肠炎或痢疾，可选用维生素B_{12}、维丁胶性钙、人体胎盘组织液或山莨菪碱注射液在上巨虚穴或足三里穴上进行穴位注射。

三、胆三针

（一）组穴

【穴组】日月、期门、阳陵泉。

【定位】

日月穴：上腹部，当乳头直下，第七肋间隙，前正中线任脉旁开4寸。（图2-41）

期门穴：胸部，当乳头直下，第6肋间隙，前正中线旁开4寸。（图2-41）

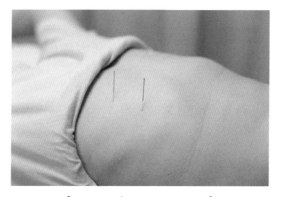

图2-41 ｜ 日月穴、期门穴

阳陵泉：小腿外侧，当腓骨头前下方凹陷处。（图2-42）

【主治】急性胆囊炎、胆道结石、胆道蛔虫等胆腑疾病，黄疸，胁痛。

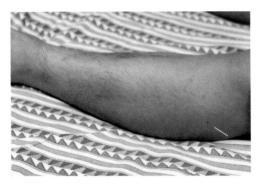

▌图 2-42 │阳陵泉穴 ▌

（二）处方

【要领注意事项】

1. 取坐位或仰卧位。

2. 选右期门穴和日月穴，多用捻转，不要提插手法，留针30 分钟以上，针不宜过深，以免伤及肝胆。

3. 阳陵泉穴，按压穴位使产生酸胀感后再进针，可刺入1 ～ 1.5 寸，多使用泻法。

4. 可在阳陵泉穴或阳陵泉穴附近寻找压痛点进行穴位注射。

四、尿三针

（一）组穴

【穴组】关元、中极、三阴交。

【定位】

关元穴：下腹部，前正中线任脉上，当脐中下 3 寸。

（图2-43）

中极穴：下腹部，前正中线任脉上，当脐中下4寸。
（图2-43）

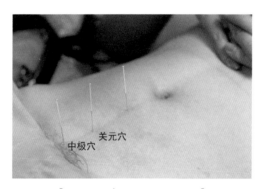

图 2-43 | 关元穴、中极穴

三阴交：小腿内侧，当足内踝尖上3寸，胫骨内侧缘后方。
（图2-44）

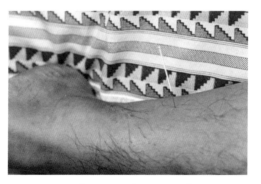

图 2-44 | 三阴交穴

【主治】腹痛，泌尿系疾病，尤其是用于治疗尿多、尿少、尿闭等膀胱疾病。

（二）处方

【要领注意事项】

1. 仰卧位，将裤退至横骨穴水平，针前最好令患者排空小便，以免刺伤膀胱。

2. 关元穴，以1.5寸针慢慢入针，直刺约0.8～1寸，得气即可。

3. 中极穴针法同关元穴，不可飞针，避免因飞针取穴错误影响疗效。

4. 取三阴交穴，摸准胫骨内侧后缘，靠近胫骨处入针。

5. 可辅助使用灸法或以神灯照射。

五、脂三针

（一）组穴

【穴组】内关、足三里、三阴交。

【定位】

内关穴：前臂掌侧，当曲泽与大陵的连线上，腕横纹上2寸，在桡侧腕屈肌腱和掌长肌腱之间。（图2-45）

足三里：在髌骨下缘，髌韧带外侧凹陷的犊鼻穴下3寸，胫骨前嵴外1横指处。（图2-46）

三阴交：小腿内侧，当足内踝尖上3寸，胫骨内侧缘后方。（图2-44）

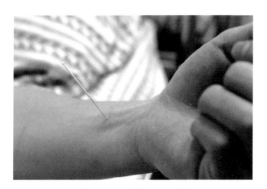

图 2-45 ｜内关穴

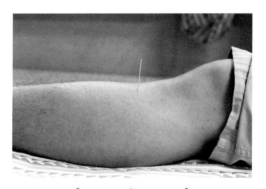

图 2-46 ｜足三里穴

【主治】中风后遗症、胆固醇增高、高脂血症、动脉硬化、冠心病等。

（二）**处方**

【要领注意事项】

常规针法，留针 30 分钟，根据具体情况进行补泻，不用加电。

六、肥三针

（一）组穴

【穴组】中脘、带脉、足三里。

【定位】

中脘穴：上腹部，前正中线任脉上，当脐中上4寸。（图2-47）

带脉穴：在侧腹部，章门穴直下1.8寸，正当第11肋端下方垂线与脐水平线的交点上。（图2-47）

足三里：在髌骨下缘，髌韧带外侧凹陷的犊鼻穴下3寸，胫骨前嵴外1横指处。（图2-46）

【主治】肥胖症，尤以腹部肥大者为佳。

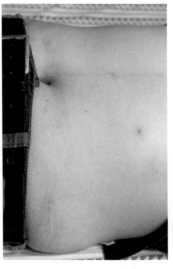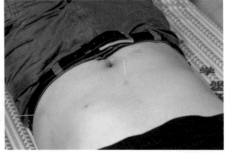

图2-47 中脘穴、带脉穴

（二）处方

【要领注意事项】

1．中脘穴，针刺较深。由于脂肪层很厚，可根据肥瘦定深浅，在临床上宜小心谨慎。

2．带脉穴，选4寸针或4寸以上的长针，入针后沿着腹壁向肚脐方向刺，即双侧带脉透刺。

3．针后用疏密波加电30～40分钟。

七、痫三针

（一）组穴

【穴组】内关、申脉、照海。

【定位】

内关穴：前臂掌侧，当曲泽与大陵的连线上，腕横纹上2寸，在桡侧腕屈肌腱和掌长肌腱之间。（图2-48）

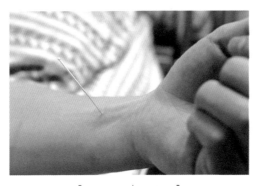

图2-48 | 内关穴

申脉穴：足外侧部，外踝直下方凹陷中。（图2-49、图2-50）

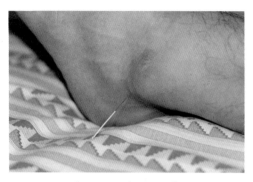

图2-49 ｜申脉穴

照海穴：足内侧，内踝尖下方凹陷处。（图2-50）

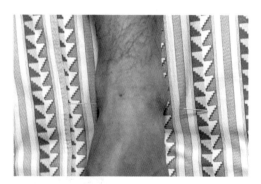

图2-50 ｜申脉穴、照海穴

【主治】癫痫。

（二）处方

【要领注意事项】

1．照海和申脉穴向足底方向斜刺1寸。

国家中医药管理局厘定中国十大针灸流派

2. 可配合使用四神针，提高疗效。

八、阴三针

（一）组穴

【穴组】关元、归来、三阴交。

【定位】

关元穴：下腹部，前正中线任脉上，当脐中下3寸。
（图2-51）

归来穴：下腹部，当脐下4寸，前正中线任脉旁开2寸。
（图2-51）

三阴交：小腿内侧，当足内踝尖上3寸，胫骨内侧缘后方。

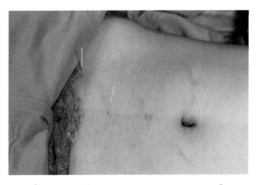

| 图2-51 | 阴三针之关元穴、归来穴 |

【主治】月经不调、不孕症、盆腔炎、痛经、带下等。

（二）处方

【要领注意事项】

1. 仰卧位，令患者解松裤带，将裤退至横骨穴水平位。

2. 关元穴行补泻手法，多用徐疾补泻法，补法为主。也可温针灸，即在针刺的同时，在针体周围行温和灸。

3. 归来穴，直刺 0.8～1 寸，可稍向内斜刺，针感达到小腹部，乃至外生殖器处为佳。用捻转补泻手法或留针后捻针，也可用温和灸。

4. 三阴交以缓慢入针法直刺 1～1.2 寸，可以作提插补泻法，也可与归来穴作为联线，用电针治疗。

5. 治疗阴冷、阴挺、阴痒、睾丸肿痛、阳痿、不孕不育等，也可配合使用"阳三针"。

九、阳三针

（一）组穴

【穴组】关元、气海、肾俞。

【定位】

关元穴：下腹部，前正中线任脉上，当脐中下 3 寸。（图 2-52）

气海穴：下腹部，前正中线任脉上，当脐中下 1.5 寸。（图 2-52）

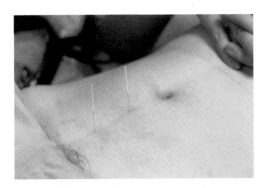

图 2-52 │关元穴、气海穴│

肾俞穴：腰部，当第 2 腰椎棘突下，旁开 1.5 寸。（图 2-53）

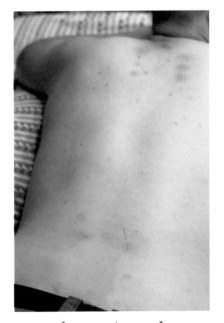

图 2-53 │肾俞穴│

【主治】阳痿、遗精、不育、肾虚腰痛等。

（二）处方

【要领注意事项】

1. 先取俯卧位针刺腹部穴位，再采用仰卧位针刺腰部的穴位。根据临床具体情况，也可采用坐位，暴露腰腹部，同时针治。

2. 肾俞穴直刺1～1.2寸，针感强者可放散至整个腰部，以徐疾补泻法补之，也可用艾条灸之，或针刺的同时行温和灸或温针灸。

3. "阳三针"或"阴三针"多交替选用。

十、闭三针

（一）组穴

【穴组】十宣、涌泉、人中。

【定位】

十宣穴：手指十指尖端，距指甲0.1寸。

涌泉穴：足底部，卷足时足底前部凹陷处，约当足底2、3趾趾缝纹头端与足跟连线的前三分之一与后三分之二交点上。（图2-54）

人中穴：面部，当人中沟的上三分之一与中三分之一交点处。（图2-55）

【主治】中风闭症见昏迷不醒、休克等。

国家中医药管理局厘定中国十大针灸流派

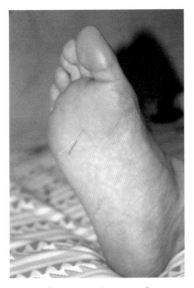
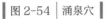

图 2-54 │ 涌泉穴

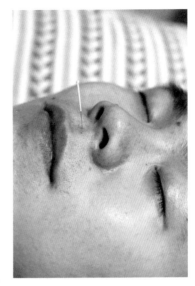

图 2-55 │ 人中穴

（二）处方

【要领注意事项】

1．十宣穴用放血疗法，先用 1 寸针针刺加捻转刺激（不一定用三棱针点刺放血），再放两三滴血即可。

2．对于呼吸衰竭的病人，选用针刺大拇指；对于心脏问题，可选用中冲穴。

3．"闭三针"不用灸法。

十一、脱三针

（一）组穴

【穴组】百会、神阙、人中。

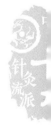

【定位】

百会穴：头部，当前发际正中直上5寸，或两耳尖连线中点。（图2-56）

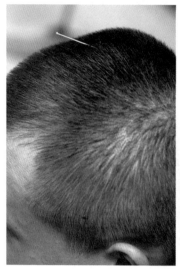
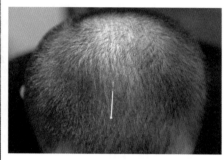

图2-56 | 百会穴

神阙穴：腹中部，脐中央。

人中穴：面部，当人中沟的上三分之一与中三分之一交点处。（图2-55）

【主治】中风脱症见面色苍白、四肢厥冷、大汗如淋、脉微细迟等。

（二）处方

【要领注意事项】

1. 脱证要用灸法。

2．百会穴用悬灸；神阙穴用隔盐灸、隔姜灸或者温和灸，多选用隔盐、隔姜灸。

十二、启闭针

（一）组穴

【穴组】听宫、人中、隐白。

【定位】

听宫穴：面部，耳屏前，下颌骨髁状突的后方，张口时凹陷处。（图2-57）

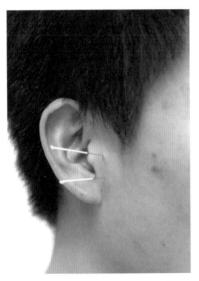

图 2-57　听宫穴、听会穴

人中穴：面部，当人中沟的上三分之一与中三分之一交点处。（图2-55）

隐白穴：在足大趾末节内侧，距趾甲角 0.1 寸。（图 2-58）

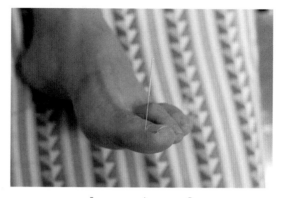

图 2-58 ｜ 隐白穴

【主治】自闭症。

（二）处方

【要领注意事项】

1. 人中穴向上斜刺 0.3~0.5 寸。

2. 针刺听宫时，嘱患者张口，刺入 1~1.5 寸，儿童改用 1 寸毫针，刺入 0.3~1 寸。刺入后可让患者缓慢闭口。

▶ 视频 2 ｜ 启闭针操作

十三、老呆针

（一）组穴

【穴组】百会、人中、涌泉。

【定位】

百会穴：头部，当前发际正中直上 5 寸，或两耳尖连线中点。

人中穴：面部，当人中沟的上三分之一与中三分之一交点处。

涌泉穴：足底部，卷足时足底前部凹陷处，约当足底 2、3 趾趾缝纹头端与足跟连线的前三分之一与后三分之二交点上。

【主治】阿尔茨海默病。

（二）处方

【要领注意事项】

百会穴平刺进针，到达帽状腱膜下层，可行刮针手法。

十四、疲三针

（一）组穴

【穴组】四神针、内关、足三里。

【定位】

四神针：头顶部，百会穴前、后、左、右各旁开 1.5 寸。（图 2-59）

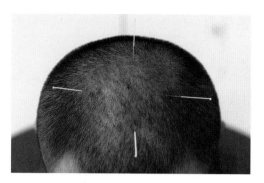

| 图 2-59 | 四神针 |

内关穴：前臂掌侧，当曲泽与大陵的连线上，腕横纹上 2 寸，在桡侧腕屈肌腱和掌长肌腱之间。

足三里：在髌骨下缘，髌韧带外侧凹陷的犊鼻穴下 3 寸，胫骨前嵴外 1 横指处。

【主治】慢性疲劳综合征。

（二）处方

【要领注意事项】

1. 本病治疗重在治神，针刺过程中需谨守靳老治神"九字诀"。

2. 治疗本病时，足三里穴常用导气同精法行针。

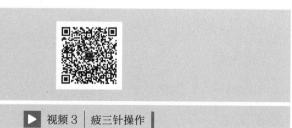

 视频 3 | 疲三针操作 |

十五、郁三针

（一）组穴

【穴组】四神针、内关、三阴交。

【定位】

四神针：头顶部，百会穴前、后、左、右各旁开 1.5 寸。

内关穴：前臂掌侧，当曲泽与大陵的连线上，腕横纹上 2 寸，在桡侧腕屈肌腱和掌长肌腱之间。

三阴交：小腿内侧，当足内踝尖上 3 寸，胫骨内侧缘后方。（图 2-60）

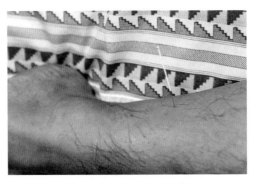

| 图 2-60 | 三阴交穴 |

【主治】抑郁症。

（二）处方

【要领注意事项】

四神针刺入得气后，接电针，选择连续波，频率为 2Hz，电流强度以患者耐受为度。

十六、开三针

（一）组穴

【穴组】人中、涌泉、中冲。

【定位】

人中穴：面部，当人中沟的上三分之一与中三分之一交点处。

涌泉穴：足底部，卷足时足底前部凹陷处，约当足底 2、3 趾趾缝纹头端与足跟连线的前三分之一与后三分之二交点上。

中冲穴：位于中指末节尖端中央。（图 2-61）

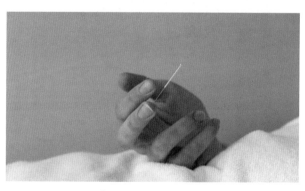

图 2-61 | 中冲穴

【主治】痉挛性偏瘫，肢体无法伸展。

（二）处方

【要领注意事项】

开三针针感较强，刺激量大，通常以手法行针，不使用电针。治疗痉挛性偏瘫时多用泻法。

▶ 视频 4 │ 开三针操作

◆ 第三节　临床与生理病理结合的三针体系

一、颞三针

（一）组穴

【穴组】耳尖直上发际上 2 寸为第一针，在第一针水平向前后各旁开 1 寸为第二、第三针。（图 2-62）

【定位】

颞Ⅰ针：耳尖直上入发际 2 寸处。

颞Ⅱ针：以颞Ⅰ针为中点，向同一水平线前旁开 1 寸为本穴。

颞Ⅲ针：以颞Ⅰ针为中点，向同一水平线后旁开 1 寸为本穴。

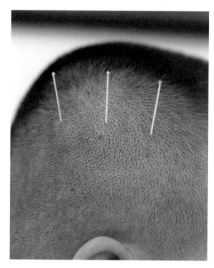

|图 2-62 | 颞三针 |

【主治】脑血管意外后遗症，脑外伤所致的半身不遂、口眼歪斜，脑动脉硬化，耳鸣、耳聋，偏头痛，帕金森病、脑萎缩、阿尔茨海默病、面部感觉障碍等。

（二）处方

【要领注意事项】

1. 第一针（成人选 1.5 寸毫针，小儿选 1 寸毫针）垂直向下平刺 0.8 ~ 1.2 寸。三针垂直向下。

2. 该处的血管神经丰富，针感强。需注意观察并尽量避开皮下的血管。

3. 可加电，也可行捻转补泻手法。

4. 出针后，注意是否有出血，尤其是小儿，要及时按压止血。如果疼痛特别明显（刺痛难忍），应检查是否扎中血管。

5. 缓慢进针，遇到刺痛时，可将针稍退后，调整一下方向，再继续进针，以出现酸、麻、胀感为佳。

二、舌三针

（一）组穴

【穴组】以拇指一、二指骨间横纹平贴于下颌前缘，拇指尖处为第一针,（当廉泉穴），其左右各旁开 1 寸处为第二、第三针。（图 2-63）

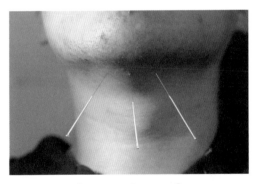

图 2-63 │ 舌三针

【定位】

舌 I 针：即上廉泉，在颈部，当前正中线上，结喉上方，舌骨体上缘凹陷处直上 0.5 寸。其左右各旁开 1 寸分别是舌三针的廉泉左、廉泉右，亦即舌 II 针、舌 III 针。

【主治】语言障碍、发音不清、哑不能言、暴喑、流涎、吞咽障碍等。

（二）处方

【要领注意事项】

1. 向上直刺，直达舌下或舌根部。

2. 成人刺 1 ~ 1.5 寸，小儿 0.8 ~ 1 寸。

3. 不加电，可行手法，捻转或刮针。

三、坐骨针

（一）组穴

【穴组】坐骨点、委中、昆仑。

【定位】

坐骨点：俯卧位，在病者臀沟尽头部水平，旁开后正中线约 3 寸处。（图 2-64）

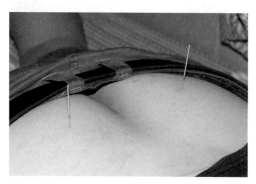

图 2-64 | 坐骨点

委中穴：腘横纹中点，当股二头肌肌腱与半腱肌肌腱的中间。（图 2-65）

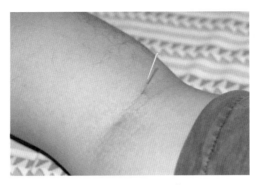

图 2-65 │ 委中穴

昆仑穴：足部外踝后方，当外踝尖与跟腱之间的凹陷处。
（图 2-66）

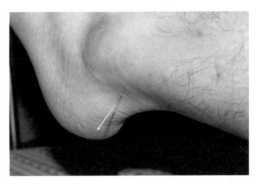

图 2-66 │ 昆仑穴

【主治】坐骨神经痛，下肢痿痹瘫痪等。

（二）处方

【要领注意事项】

1．坐骨点取穴时，患者俯卧位，在平臀后纹处以一夫法来定位（如果是女医生，可以加宽一点）。挟持进针，垂直进针约 2 寸，刺中坐骨神经，以刺中坐骨神经，患者觉得脚像有一条线一

样麻到足跟部为好。

2. 昆仑穴，用1寸针直刺，以得气为佳。

3. 选用连续的密波加电，强度以病人觉得舒服为度。加电30分钟。

4. 沿大腿后正中放射样痛，加用殷门、承扶、承山等穴；沿大腿外侧放射样痛，加风市、阳陵泉等穴。

四、智三针

（一）组穴

【穴组】神庭穴为第一针，左右两本穴神为第二、第三针。（图2-67）

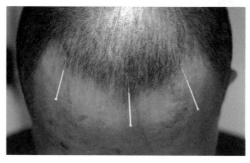

图2-67 | 智三针

【定位】

神庭穴：前头部，前发际正中直上入发际0.5寸。

本神穴：前头部，当前发际与额角发际连线的内2/3与1/3交界处，入发际0.5寸，左右各一。

【主治】主要用于精神发育迟滞，前头痛，有时也用于治疗精神障碍、眼病、神经衰弱、阿尔茨海默病、中风后遗症等。

（二）处方

【要领注意事项】

1. 取 1.5 寸毫针（小儿用 1 寸），由前向后平刺 1 ~ 1.2寸（小儿刺 0.8 寸）。治疗眼疾，向前平刺 1 ~ 1.2 寸。注意避开头皮显露的静脉。

2. 出针时按压一会，防止皮下血肿。若出现血肿，稍用力按压出血点 1 ~ 2 分钟即可。

3. 在针刺过程中出现刺痛，或见小儿哭闹不止，需检查是否刺中血管，应及时调整针刺的方向，以免出现出血或血肿。

五、四神针

（一）组穴

【穴组】百会穴前后左右各旁开 1.5 寸。（图 2-68）

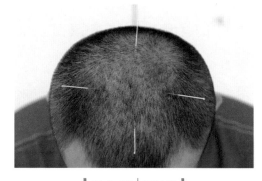

图 2-68 四神针

【主治】精神发育迟滞、脑瘫、阿尔茨海默病、自闭症、多动症、失眠、健忘、偏瘫、鼻炎、头痛，头晕、癫痫、脱肛等。

（二）处方

【要领注意事项】

1. 根据不同的疾病使用不同的针法。

2. 治疗儿童精神发育迟滞、脑瘫、自闭症、多动症、眩晕等病症，四针向外平刺，此刺法刺激面广。

3. 治疗癫痫、失眠、健忘等症时，四针向百会穴方向平刺，此刺法刺激比较集中。

4. 四针向病灶侧平刺，多用于中风偏瘫及肢体感觉异常的患者。

5. 治疗鼻炎时，前顶穴向前平刺，后顶穴向后平刺，左右两穴向通天穴方向平刺。

六、脑三针

（一）组穴

【穴组】脑户穴和左右脑空穴共三穴。（图2-69）

【定位】

脑户穴：在头部，后发际正中直上2.5寸，风府上1.5寸，枕外隆凸的上缘处。

脑空穴：在后头部，当枕外隆凸上缘外侧，头正中线旁开2.5寸处。

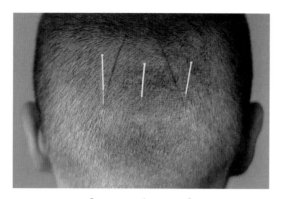

图 2-69 | 脑三针

【主治】帕金森病、肢体活动障碍、精神发育迟滞、小脑部疾病引起的运动失调及一些眼底病如视神经萎缩等。

（二）处方

【要领注意事项】

1. 向下平刺 0.8 ～ 1.2 寸，以酸、麻、胀感为好。

2. 眼底病如视神经萎缩，可配合选用"脑三针"。

七、定神针

（一）组穴

【穴组】印堂上 0.5 寸为定神 I 针，左阳白上 0.5 寸为定神 II 针，右阳白上 0.5 寸为定神 III 针。（图 2-70）

【主治】注意力不集中、斜视、前额头痛、眼球震颤、多动、眩晕、视力下降等。

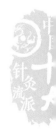

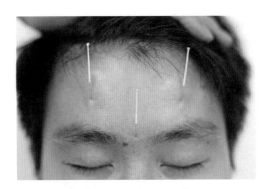

图 2-70 | 定神针

（二）处方

【要领注意事项】

1．第一针向印堂穴平刺达鼻根部，第二、第三针可达眉上，三针向下平刺。

2．额前表皮的血管丰富，注意避免针第二、第三针时引起皮下出血，若出现出血，要及时、妥当地处理。

八、挛三针

（一）组穴

1．手挛三针

【穴组】极泉、尺泽、内关。（图 2-71）

【定位】

极泉穴：上臂外展，在腋窝顶点，腋动脉搏动处。（图 2-72）

尺泽穴：在肘横纹中，当肱二头肌腱桡侧凹陷处。（图 2-73）

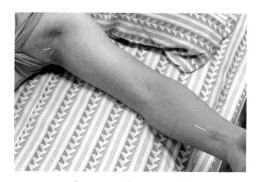

| 图 2-71 | 手挛三针 |

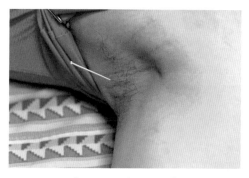

| 图 2-72 | 极泉穴 |

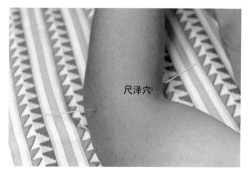

尺泽穴

| 图 2-73 | 尺泽穴 |

内关穴：前臂掌侧，当曲泽与大陵的连线上，腕横纹上 2 寸，在桡侧腕屈肌腱和掌长肌腱之间。（图 2-74）

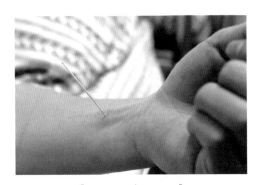

图 2-74 | 内关穴

2. 足挛三针

【穴组】鼠鼷、阴陵泉、三阴交（图 2-75）

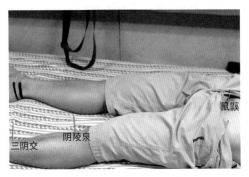

图 2-75 | 足挛三针

【定位】

鼠鼷：在腹股沟，股动脉搏动处旁开 0.5 寸，避开股动脉进针。（图 2-76）

阴陵泉：在小腿内侧，当胫骨内侧髁后下方凹陷处。

三阴交：小腿内侧，当足内踝尖上 3 寸，胫骨内侧缘后方。

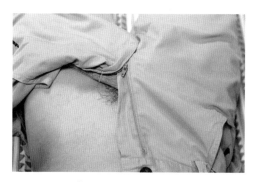

图 2-76 | 鼠鼷穴

【主治】肢体痉挛性瘫痪。

（二）处方

【要领注意事项】

1. 极泉穴取穴时需使上臂外展，进针前，用手扪住腋动脉，在指尖引导下刺入 0.3 ~ 0.5 寸。刺入腋腔后，不可大幅度提插捻转，以免刺伤腋部血管，引起血肿。

2. 针刺尺泽穴，宜屈肘呈 120 度，直刺 0.8 ~ 1.2 寸。

3. 痉挛性偏瘫期手挛三针和足挛三针均不加电针，使用手法行针。

▶ 视频 5 | 挛三针操作

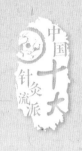

中国十大针灸流派

新三针

疗法流派临床经验

全图解

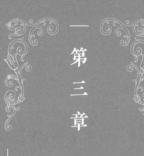

第三章

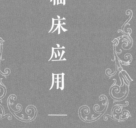

靳三针疗法临床应用

◆ 第一节　脑病及神志病

一、中风（中经络）

（一）基本方法

1. 脑卒中后偏瘫的综合康复

脑卒中具有高死亡率、高复发率及高致残率等特点，存活患者常不同程度的遗留各种功能障碍。有资料显示约 75% 的卒中存活患者有不同程度的偏瘫。偏瘫给患者生活带来极大不便，严重影响其生存质量，给家庭和社会造成沉重的负担。

随着现代康复医学的发展，以运动疗法为核心的现代康复技术在脑卒中后偏瘫的康复治疗中越来越受到重视，在此基础上针刺和运动疗法的有机结合正成为偏瘫康复治疗的发展趋势。多项研究表明两者结合的综合康复治疗能有效改善卒中患者的躯体运动功能和日常生活能力，在脑卒中后偏瘫的康复中取得良好的效果。

"靳三针"疗法是靳瑞总结历代针灸名家临床经验之精华，经过其研究团队多年临床实践总结创立的岭南针灸学派。在大量前期临床实践的基础上，制订"靳三针"疗法治疗卒中后偏瘫的优化方案，并引入现代康复理论，根据脑卒中患者的不同分期把传统针刺和以 Bobath 技术为主的现代康复训练方法进行有机的结合，采用中西医结合卒中偏瘫综合康复治疗方案，发现有良好治疗效果，值得临床的推广和使用。

由庄礼兴教授牵头组织的国家"十一五"科技支撑项目"靳三针治疗中风后偏瘫的优化方案研究"，对靳三针疗法治疗中风后偏瘫的优化方案进行了系统的研究和总结推广，其方案已经进入了国家中医药管理局针灸治疗中风病的临床路径诊疗方案，作为针灸治疗中风的指南，在全国范围内推广应用。

【选穴】

弛缓期取穴如下：

（1）主穴：颞三针（耳尖直上为第1针，第1针同一水平前后各1寸为第2、3针），手三针（曲池、外关、合谷），足三针（伏兔、足三里、太冲）。（"十一五"科技支撑项目选穴）

（2）辨证取穴：肝阳暴亢取双风池，风痰阻络或痰热腑实取双丰隆，气虚血瘀取双足三里，阴虚风动取双太溪。

痉挛期取穴如下：

（1）主穴：颞三针（耳尖直上为第1针，第1针同一水平前后各1寸为第2、3针），上肢挛三针（极泉、尺泽、内关），下肢挛三针（鼠鼷、阴陵泉、三阴交）。

（2）随症取穴：腕关节严重痉挛加腕三针（阳溪、阳池、大陵）；踝关节内翻加踝三针（太溪、昆仑、解溪）；上下肢痉挛无法伸展加开三针（人中、涌泉、中冲）；指趾水肿加八邪、八风。

（3）辨证取穴：同弛缓瘫。

【操作】

弛缓期操作如下：

（1）靳三针：颞三针，快速进针，首先垂直刺入皮下，达帽状腱膜下后，以15°角的针刺方向沿皮轻微、快速、不捻转刺入30mm，得气后以180～200次/分的频率捻转2分钟，每10分钟捻转1次，平补平泻手法，留针30分钟；手三针，曲池向少海方向深刺25～35mm，外关向内关方向深刺20～30mm，合谷向后溪方向深刺30～40mm；足三针，伏兔直刺30～40mm；足三里直刺30～35mm，太冲直刺20～30mm；辨证取穴，风池穴向鼻尖方向直刺25～30mm，丰隆穴及足三里直刺30～35mm，太溪直刺15～20mm，留针30分钟。

（2）康复疗法：①良肢位摆放：患侧卧位时患肩前伸，避免受压和后缩，肘关节伸展，前臂旋后，指关节伸展；患髋伸展，膝轻度屈曲，健腿屈曲置于体前枕头上。健侧卧位时患肩前伸，肘、腕、指关节伸展，放在胸前枕头上；患腿屈曲向前放在身体前的另一枕头上，髋关节自然屈曲。仰卧位时患臂放在体旁枕头上，肩关节前伸，伸肘、伸腕、手指伸展；患侧臀部和大腿下放支撑枕，骨盆前伸，防止患腿外旋，膝关节下放一小枕。坐位姿势时双足平放，脚尖向前，髋、膝、踝均保持90°；患侧上肢放于体前，予以枕头支撑，保持肩胛骨前伸。②关节被动活动：按近端到远端的顺序进行，动作轻柔缓慢。依次为肩关节屈曲、外展、内旋、外旋；肘关节伸展；前臂旋后；腕关节、掌指关节、指间关节伸屈；拇指外展；髋关节伸展、内收、外展、内旋、外旋；膝关节屈曲；踝背伸、外翻。每方向做2～3遍。③桥式运动：患者取仰卧位，双下肢屈髋屈膝，足平踏于床，缓慢抬起臀部离开床面，维持 5 ~ 10 秒放下（双桥运动）。能完成后，悬空健腿，仅患腿屈曲踏于床，抬起臀部（单桥运动）。④翻身训练：患者双手手指交叉，患手拇指置于健指之上（Bobath 握手），肘关节伸展，头转向侧方，肩上举约 90°，双上肢，肩部带动躯干向翻身侧旋转，同时屈曲的双腿摆向该侧，至侧卧位，必要时给予帮助。⑤起坐训练：由侧卧位开始，健足推动患足，健手支撑于腋下，用力推动躯干，同时躯干用力侧屈坐起，可在膝和小腿部推压以助坐起。

痉挛期操作如下：

（1）靳三针：颞三针，针刺方法同弛缓瘫；上肢挛三针，极泉进针时注意避开腋下动脉直刺 30 ~ 35mm，以上肢出现抽动为度，尺泽、内关均直刺 15 ~ 20mm，以手指末端抽动或麻木感为度；下肢挛三针，鼠蹊在腹股沟动脉搏动处外侧进针，向居髎方向刺 30 ~ 35mm，以针感向下肢末端放射为度，阴陵泉向阳陵泉方向透刺、三阴交沿胫骨后缘向悬钟方向透刺 30 ~ 35mm；随症取穴，腕三针和踝三针分别直刺入 15 ~ 20mm，开三针分别直刺入 5 ~ 10mm，人中进针后用雀啄法，以患者流泪为度，八邪、八风分别直刺 10 ~ 15mm。

（2）康复疗法：①牵伸躯干肌：患者屈膝、髋内旋，治疗师一手下压膝部，另一手作用于肩，两手相反方向缓慢用力。②坐位平衡：一级平衡，患者无支撑下于床边或椅子上取静坐位，髋关节、膝关节、踝关节屈曲 90°，双足分开约一脚宽，双手置于膝上，训练者协助患者调整躯干和头至中立位，当感到双手已

不再用力时松开双手，让患者独立保持数秒；二级平衡，双上肢Bobath握手，伸向前后、左右、上下各方向并伴有躯干重心的转移；三级平衡，患者坐位，训练者从各方向给予推拉外力，患者能保持平衡。③坐站转换：患者双足分开，足尖与膝盖成一直线，双上肢Bobath握手伸肘，肩充分前伸，躯干前倾，髋关节屈曲，慢慢站起。外力双膝支撑患者的患侧膝部，双手置于患者臀部两侧帮助患者重心前移。坐下时动作相反。④立位平衡：一级平衡，从扶持站立、平行杠内站立开始，逐渐脱离支撑，上肢垂于体侧。患者能独立保持站位后重心逐渐转移到患侧，并逐渐给予患侧负重。二级平衡，双上肢Bobath握手，伸向前后、左右、上下各方向并伴有躯干重心转移。三级平衡，患者站位，训练者从各方向给予推拉外力，患者能保持平衡。⑤步行：在步行训练前，先练习双腿交替前后迈步和重心的转移。再进行平行杠内步行或扶持步行，逐渐到徒手步行及上下楼梯训练。⑥上肢控制：将患侧上肢移动到某一位置，嘱患者将肢体控制在此位置保持不动；双上肢屈曲，高过头顶，屈曲肘部触摸头顶、对侧耳等部位，再伸直肘关节，促进肘的分离运动。

2. 肩三针结合康复训练治疗脑卒中后肩手综合征

脑卒中后肩手综合征（shoulder-hand syndrome, SHS）是指在脑卒中急性期或恢复期，患侧上肢出现肿胀、疼痛，使肩、手运动功能受限及血管运动性改变的疾病，又称反射性交感神经性营养不良（reflex sympathetic dystrophy, RSD），是脑卒中后偏瘫患者常见的并发症，发生率约为12.5% ~ 70%，是影响偏瘫上肢功能恢复的重要原因。

引起肩手综合征的疾病有：脑卒中、心梗、颈椎病、上肢外伤、截瘫、肩关节疾病、肺疾病，还有原因不明者。RSD 可以是原发的，也可由不同因素促发，如轻微的周围神经损伤及中枢神经障碍，急性中风和脊髓损伤，内分泌疾病和心肌梗死等。RSD 是引起残疾的主要原因，它通常影响一个肢体，但也可影响多个肢体或身体的任何部分，仅有 1/5 的病人能够完全恢复以前的活动。

采用靳三针疗法中的"肩三针"结合康复训练治疗卒中后肩手综合征，能够有效地缓解疼痛，恢复患病肢体功能。

（1）针刺疗法

【选穴】

患侧肩三针：肩Ⅰ针（肩髃穴）、肩Ⅱ针（肩Ⅰ针前 2 寸凹陷处）、肩Ⅲ针（肩Ⅰ针后 2 寸凹陷处）。

【操作】

定位常规消毒后，针尖与穴位成 90°、直刺 30 ~ 40mm，加电针，采用疏密波输出，输出强度在电针仪 0 ~ 5V 范围的刻度指标内调节刺激强度，以病人能够耐受并见肌肉跳动为度，每次留针 30 分钟。

疗程：每日 1 次，每周 5 次，4 周为 1 个疗程。

（2）康复疗法

正确体位摆放：患者取坐位时，患侧肘部、腕部和手应有良好的支撑，避免患侧上肢向下拖垂，以及腕关节和手指关节屈曲。坐轮椅活动时，应在轮椅上放一桌板，确保患侧上肢不悬垂

在一边。床上的体位尽量取健侧卧位，患侧肩和上肢充分向前伸，肘关节伸展。

被动运动：仰卧位，术者按从近端到远端的顺序依次进行肩、肘、腕和指间关节的被动活动，动作轻柔缓慢，以不产生疼痛为度。

主动运动：患者仰卧，上肢处于上举的体位，进行抓握训练或 Bobath 握手上肢辅助主动上举训练等。

疗程：每次45分钟，每天1次，每周5次，4周为1个疗程。

3. 舌三针和项三针治疗中风后吞咽困难

吞咽困难是脑卒中病人中常见的后遗症之一，脑卒中后吞咽障碍的发生率为 37% ~ 78%，国内报道发生率为 62.5%。传统医学将其归属于"舌强言謇"、"喉痹"等的范畴。其主要特征为患者的双唇不能完全的闭合、面颊的肌张力逐渐降低、舌的活动范围不断缩小、吞咽反应能力降低或者不能运动，在各种病症中吞咽启动的延迟以及吞咽时间的逐渐延长的频率最高。

患者常因吞咽障碍发生误吸引起呛咳、肺部感染，严重可引起窒息甚至死亡；也可因进食困难而引起水、电解质及营养物质摄入不足，严重影响病人的康复，甚至可危及生命。

因此，寻求一种高效的治疗中风吞咽功能障碍的措施成为主要的研究方向。笔者运用舌三针和项三针对中风患者吞咽障碍进行治疗，发现有良好治疗效果，且安全系数较高，稳定性较强，值得临床的推广和使用。

【选穴】

（1）主穴：舌三针（第一针为上廉泉，在颌下正中一寸舌骨与下颌缘之间凹陷中，第二针、第三针在上廉泉旁开1寸）；项三针（双侧风池、风府穴）。

（2）常规针刺穴位：内关、极泉、尺泽、委中、三阴交和足三里。

【操作】

（1）主穴：舌三针采用的是40mm的一次性毫针，进针长度为30mm左右，在得气后加电针，时间持续30分钟为宜；项三针（双侧风池、风府穴）自风池、风府穴向鼻尖的方向进针，同取40mm长的一次性毫针，进针长度为30mm左右，在得气后加电针，持续时间为30分钟。项三针根据针刺腧穴"近部取穴"的原理，选取颈项部腧穴的针治疗法，当对局部进行消毒后，在风池风府穴针向喉结的方向以颤抖的方式插入2.4～3.0寸，并以小幅度且高速的捻转15次。

（2）常规针刺：内关持续运针1～3分钟，采用捻转泻法；用提插补法于三阴交、足三里处；刺极泉穴时于原穴位置下2寸心经处取穴。要尽量避开腋毛，将针直刺进穴。提插泻法，要使患者的上肢有麻胀或是抽动感为宜；对尺泽、委中两穴位取针直刺。

（二）典型验案

案1. 中风病（中经络）

患者，女，70岁，就诊日期：2015年3月21日。

主诉：右侧肢体乏力4个月余，伴右肩疼痛2个月。

病史：患者4个月余前突发右侧肢体乏力，无意识障碍，无饮水呛咳，无吞咽困难，至外院行头颅CT提示左侧放射冠区脑梗死（亚急性期），住院治疗病情稳定后出院，坚持门诊康复治疗。近2个月肢体乏力症状改善不明显，无法自主行走，伴右肩关节疼痛，夜晚加重，痛不能眠。既往患有2型糖尿病病史，现规律口服二甲双胍片、辛伐他汀片、阿司匹林肠溶片。

刻诊：神清，精神一般，右肩关节疼痛、活动障碍，右侧肢体乏力。

查体：右上肢肌力2+级，右下肢肌力3级，肌张力增高，舌淡暗，苔白，脉沉细。

西医诊断：脑梗死恢复期（肩手综合征）。

中医诊断：中风—中经络（气虚血瘀）。

治则：醒脑通络，柔筋止痛。

处方：

（1）针灸：电针，颞三针（左）、运动区（左）；留针，手挛三针（右）、足挛三针（右）。

（2）耳穴压豆：交感、缘中、肝、心、皮质下。

留针30分钟/次，隔日1次，每周3次，10次为一个疗程。

治疗1个疗程后，患者右肩关节疼痛明显缓解，睡眠可，右下肢乏力改善，可自主行走，右上肢仍感乏力。查体：右上肢肌力2+级，右下肢肌力4-级，肌张力稍增高。针灸治疗3个疗程后，患者右肩关节疼痛改善，活动度尚可，右侧肢体乏力改善。随访3个月，患者配合康复治疗，可自主行走，右上肢稍乏力，部分生活可自理。

案2. 中风后言语不利

患者何某，男，61岁，20余天前中风后出现右侧肢体乏力，言语不利。曾在南方医院住院治疗，诊断为"脑梗死（急性期左侧基底节区）"。经过治疗后现在右侧肌力基本正常，仍有言语不利，吞咽功能障碍。为求进一步治疗来庄礼兴教授门诊就诊。

症见：言语不利，饮水呛咳，无头晕头痛，无胸闷心慌，双侧肢体肌力、肌张力可，睡眠可，二便调。

治疗方案：

（1）取穴：四神针、舌三针、通里（左）、太溪（左）、三阴交（左）。

（2）操作：四神针平刺，刺入帽状腱膜下层；舌三针需用1.5寸毫针深刺，使针感向舌根放射。四神针和舌三针均加电针30分钟，使用上海产6850-1型电针仪，选用疏波。隔天治疗1次。

针刺3次后，患者言语不利明显缓解。

（三）临床体会

1. 正确的体位摆放能有效预防和缓解肩手综合征，防止肩关节受累，避免腕关节屈曲，对改善静脉回流和防止腕关节损伤具有重要意义。同时正确的肢体位置还可以获得正确的本体感觉刺激，从而调整患侧上肢肌肉张力的失衡，有利于患肢的功能恢复。在保持肩胛骨正确位置的前提下，患侧上肢的无痛性主动、被动活动可使肌肉收缩与舒张，促进静脉回流，减轻水肿，使肌肉泵发挥作用，加强关节周围的肌肉活动，促进患肢运动功能的康复。

2. 运用舌三针和项三针治疗中风后吞咽困难有良好的治疗效果，且安全系数较高，治疗 30 人，总有效率为 86.67%。临床上发现，运用舌三针和项三针能有效改善急性期、恢复期及后遗症期患者吞咽困难症状，改善吞咽障碍患者生活质量。在急性期、恢复期早期介入治疗的临床疗效优于后遗症期。

（四）讨论

1. 针对本例患者脑梗死后遗症的神经系统受损症状：偏瘫、肩手综合征，以颞三针为主，选用手挛三针、足挛三针。头颞部是胆经的循行分布之处，按解剖学观点，颞部头骨最薄，针感较易传导，能起到疏通经络气血，平肝息风，鼓舞少阳生发之气机及补益脑髓的作用。挛三针包括手挛三针及足挛三针。手挛三针：极泉、尺泽、内关。

极泉：最早载于《针灸甲乙经》，为"手少阴脉气所发"。《针灸大成》载："主臂肘厥寒，四肢不收，心痛干呕"。极泉穴为手少阴心经起始穴，位于腋窝中央，其下有腋动脉、腋静脉、正中神经、尺神经、桡神经等通过。现代医学认为，中风造成的上肢不遂，主要是由于上运动神经元的损伤，导致支配上肢运动的臂丛神经兴奋性降低，而极泉穴下有臂丛神经主干通过，故针刺极泉穴可疏通经脉，使上肢肌肉得以濡养，兴奋臂丛神经，促使上运动神经元重新修复。

尺泽：尺泽穴最早见于《灵枢·本输》，"入于尺泽……为合，手太阴经也。"尺泽穴的位置恰好在肘中，故临床上尺泽穴可以用来治疗经筋循行所过处出现的痉挛和强直。

内关：内关最早见于《灵枢·经脉》，"手心主之别，名曰内关，去腕二寸出于两筋之间"。"内"，指内面；"关"，指关口。内关属手厥阴心包经，通于任脉，会于阴维，是临床常用的要穴。针刺手挛三针可兴奋臂丛神经和刺激正中神经，缓解肘关节屈曲状态，明显缓解上肢的肌痉挛。

足挛三针：鼠鼷、阴陵泉、三阴交。针刺上述3穴，部分采用透刺手法，可起到调节阴阳、解痉止痛的作用。从现代解剖学理论来说，鼠鼷穴位于鼠鼷部，是运动以及活动过程中许多动作的发力点；阴陵泉位于膝关节部位，属于足太阴脾经，透刺阳陵泉，可以起到调和阴阳的作用；三阴交乃足三阴经的交会穴，有疏肝补脾益肾的功效，同时三阴交透刺悬钟，亦是调和阴阳之理。故针刺鼠鼷、阴陵泉和三阴交有缓解下肢的肌张力增高的作用。

2. 中风疾病现已位居危害人类生命安全的三大疾病（脑血管病、癌症、心血管病）之首。中风后会引起机体阴阳乖戾，真阴不足，痰浊瘀血互结，从而使得气机闭塞不通导致清窍失宣，咽喉的开闭失司为本病的根源。中风后吞咽障碍是由于与吞咽相关的神经损伤，导致吞咽的各个阶段出现的各种症状形成的一组临床综合征。正常人的吞咽运动分为三期：第一期是口腔期，食物从口腔到达咽部，此为自然过程；第二期是咽部期，当食物从

咽部流到食管时，这属于反射性的运动；第三期是食管期，当食物从自食管到达胃的内部时，此阶段属于平滑肌的蠕动。中风患者的主要障碍为第二期，自然流动性的舌开启时的运动延迟，使食物不能充分搅拌成食团及将食物送到咽部，常常造成食物或液体进入喉口而引起剧烈呛咳。这与吞咽相关的神经损伤导致肌肉运动协调性功能的低下有关系，中医归类为"中风""喑痱"或者"喉痹"等病证的范畴，中风的病位于脑，且涉及脾、肾等脏腑。

吞咽困难一方面影响患者水和营养的摄取，另一方面会造成误咽导致反复的肺部感染，然而肺部感染是中风病病死率增高的主要原因之一。当两次或者两次以上脑卒中，由于脑干的延髓部位缺乏血流的灌注，因此产生脑细胞的缺血以及缺氧，导致双侧皮质的延髓束严重的受损，功能异常。其症状和延髓麻痹有相似之处，但又不是延髓本身病变所引起的症状，故又称"假性延髓麻痹"。对于此病的治疗关键因素是改善患者的脑干延髓的血液循环，使其恢复传导以及反射的功能。因此，要降低中风的病死率和致残率，对吞咽困难的早期治疗十分重要。

舌与腑脏有着密切的联系，舌三针的疗法主要是治疗舌体的功能障碍，将针刺在舌体下的穴位，刺激与舌相关联的经络，从而达到疏通经气、咽喉通畅，进而使得吞咽功能逐渐恢复。项三针由双侧风池、风府三穴组成，均在舌咽、迷走神经、感觉纤维支配区内。风府属督脉，位于项后正中线，为督脉、阳维脉的交会穴。督脉总督诸阳经，其经脉入脑上巅，脑为髓海，元神所主，人体经络气血贯通于脑，针刺风府能疏通督脉，通达到脑，补髓填精。从生理学来看，可改善大脑缺血、缺氧状态，有利于脑细胞的恢复。风池是足少阳胆经与阳维脉的交会穴，同时足少阳又与足厥阴经相表里，故针刺风池可调肝息风，通咽利喉，亦可开窍醒神，还可激发舌下神经、舌咽神经及迷走神经的功能。根据局部解剖，颈项部腧穴的深部具有椎动脉、椎静脉和颈内动脉。当针缓慢的刺入这些穴位时，可以改善血液循环，从而增加血流对脑组织的调节。降低颈部软组织的紧张，恢复了大脑皮质脑干束的正常完成的反射弧功能，进一步恢复患者的吞咽功能，达到预期的疗效。

（五）诊后絮语

急性脑血管病是指因脑部血液循环障碍引起的进行性脑功能损伤的一组疾病，可分为短暂性脑缺血发作和脑卒中。脑卒中又称为中风，按病理性质又分为缺血性卒中和出血性卒中，是目前人类三大致死性疾病之一，我国急性脑血管病发病率居世界第二，具有发病率高、致残率高及死亡率高的特点。随着现代医学的发展，脑卒中的病死率明显下降，但致残率在卒中后存活者中却高达80%以上，严重影响其生存质量，给社会、家庭带来沉重的负担。

治疗中风后吞咽困难常用舌三针。舌三针取穴方法：第一针为上廉泉，在颌下正中一寸舌骨与下颌缘之间的凹陷中；第二针、第三针分别在上廉泉旁开0.8寸。靳瑞教授所创的"靳三针"之舌三针临床疗效显著，其舌Ⅰ针为上廉泉，又名舌本，为任脉脉气所发，该穴的深部正当舌体根部，与舌体的运动有密切关系。舌Ⅱ针和舌Ⅲ针分别称为左、右旁廉泉。《医经理解》记载:"廉泉,舌根下之左右两廉出泉脉也,又曰足少阴舌下各一,则廉泉非一穴也。"即《素问·刺疟》所述的"舌下两脉者,廉泉穴也"。故以上廉泉穴为主,加之左右旁廉泉组成了"舌三针"。针刺舌三针,不但加强了舌体根部刺激,而且又取合谷刺的含义,正如《灵枢·官针》曰:"合谷刺,左右鸡足,针于分肉之间,以取肌痹,脾之应也。"舌体根部是心包经、脾经、任脉经所过之处,多气多血,取舌三针行合谷刺,加强了针刺的强度,促使语言功能恢复。从解剖位置分析,舌三针位于甲状软骨与舌骨之间,深部有舌下神经的分支和下颌舌骨肌神经等分布。通过刺激舌体根部的末梢神经反射性地增强了中枢神经系统的兴奋性。反复刺激改变反应阈值,增加神经纤维的激活数量,形成反射,从而对语言中枢受损变性的细胞进行调节,使周围未受损变性的大脑皮层功能进行弥补代偿,重建语言活动的神经通路,使患者言语功能得以恢复。

项三针位于脑后,与前部舌三针配合,形成三维空间的综合协同刺激,使得局部区域经络气血通达,激活脑功能相关区域的功能重组。这也是靳老创制靳三针时,重视形的作用,因形而生势,因势而成力,有力则有气,气至则速效。

二、小儿脑瘫

(一)基本方法

【选穴】主取头针四项

头针四项包括脑三针、颞三针、智三针、四神针,是靳瑞教授在研究针灸治疗脑病 20 余年的基础上所创的一组特定取穴方法，主要治疗脑瘫、中风、自闭症、多动症等脑源性疾病。

【操作】

（1）足够的刺激量：针灸是防治儿科疾病的一种重要手段，但由于小儿脏腑娇嫩，形气未充，历年来医家对小儿针灸慎之又慎。早在先秦时期，《灵枢·逆顺肥瘦》就明确指出："婴儿者，其肉脆，血少气弱，刺此者，以毫针，浅刺而疾发针，日再可也。"也有医家认为小儿"脏气清灵，随拨随应"（《景岳全书·小儿则》），无论针灸用药，均毋需重剂，但靳老强调，在小儿脑瘫的针灸治疗中必须要有足够的刺激量。

（2）以阴阳为纲，重整体调节

1）阴急阳缓：主体症状有内敛之象，表现为阴经所过拘急，阳经所过相对弛缓，易夹阴邪，如常有夹痰、夹瘀、夹寒之象，常伴有四肢厥冷，青筋暴露，肌肤甲错，喉中痰鸣，安静淡漠，面青唇色晦暗，舌有瘀斑，脉络青紫等。取阳经穴为主，补阳泻阴，酌取任督二脉交通阴阳。针后动以久留，引导阳气布于四末。

2）阳急阴缓：主体症状有外扬之象，表现为阳经所过拘急，阴经所过相对弛缓，易夹阳邪，如常有夹风、夹火之象，常伴有行走不稳如醉酒样，摇摆不定，震颤，角弓反张，精神亢奋，喜哭闹，舌红，脉络色红。取阴经穴为主，补阴泻阳，再酌取任督二脉交通阴阳。针后静以久留，取"清静以正天下"之意。

3）阴阳俱虚：主体症状为松软无力，即软瘫，表现为头项软，口软，手软，脚软，肌肉软，兼见皮肤脆薄，毛发不生，面黄肌瘦，筋骨不利，舌淡苔少，脉络色淡。治宜重调任督，阴阳双补。

（3）视病情变化的整体调节：虽然现代医学将脑瘫的病因分为先天、后天，靳老认为，除了因意外事故导致的脑外伤外，即使后天新生儿期的脑损伤也与先天之异常禀赋有密切关系。所以在治疗中要重视填精益髓，补肾精益脾胃以助精血生长而上充脑髓之不足。但脑瘫的病程往往很长，随之会产生一系列病理产物，临床上也要重视。如古人就有"瘫病多痰""久病多瘀"的论述。痰饮流窜经络使肢体麻木，痰浊上犯清窍则蒙蔽神明，滞于脏腑则为咳喘等。瘀血是指体内血液运行不畅，甚则停滞或离经之血积于体内所形成的病理产物。瘀血形成之后，不仅失去了正常血液的正常濡养作用，而且反过来又会影响全身或局部血液的运行，且产生"瘀血不去，新血不生"的后果。针对这些特殊病理，我们要适当配伍一些化痰通络、活血祛瘀的穴位治疗，在穴位注射中也会配合运用香丹注射液等加强功效。

（4）倡以针灸为中心的综合疗法体系：靳老认为，对脑性瘫痪的治疗，任何强调"单一疗法、短期突击"的做法都是不可取的，应采取整体、综合、长期的措施，治疗原则上可从两个方面进行：一是给予丰富的刺激，激发机体的自我调节，针灸、靳氏理筋法、靳氏药浴法及家庭康复训练是我们常用的方法；二是提供充足的脑修复与发育所需的营养物质，如穴位注射时常选用脑活素、胞二磷胆碱等促进脑能量代谢的药物。另外，平时注意饮食调节也将有益于促进脑瘫的康复。总之，可以建立一个以针灸为中心的有中国特色的脑性瘫痪综合疗法体系。

（二）典型验案

彭某，男，1 岁 4 个月。2006 年 1 月 5 日初诊。

初诊：患儿至今仍不会讲话，无法站立、行走。肢体软而无力，颈项及腰脊软，站立不稳，需人扶持。实验室检查结果：广州市儿童医院 BAEP 示：双耳重度异常。进行了西药治疗和教育训练，但效果不佳，为求进一步诊治，前来我科就诊。舌淡苔薄白，囟门早闭，诊其为：小儿脑瘫（阴阳两虚）。

患儿母亲在妊娠期有感染史，并服药治疗导致患儿先天受损，肾府精气不足，脑窍失养，故不能听而致不能说话；患儿出生次日出现痰阻、面紫，经吸氧处理导致脑络损伤，气血运行受阻，脑窍失养，故见颈软，腰不能直，不能站立行走等肌肉痿软，筋骨不利的表现。患儿主体症状为颈腰松软无力，辨证属阴阳两虚。

治法：醒脑开窍，阴阳双补。以靳氏头针四项（四神针、智三针、颞三针、脑三针）为主穴，结合经络辨证及对症取穴配用四肢、躯干部穴位，进行治疗。

针灸处方：头针四项（四神针、智三针、颞三针、脑三针），舌三针，手、足智针，配定神针、颈三针、腰三针、股三针、踝三针。

针刺方法：均选用 32 号 1 寸毫针，头部穴位沿 15°斜刺，体针多用直刺。阴急阳缓型的阳经穴用补法，阴经穴用泻法。每

天针 1 次，每周 6 次，30 次为 1 疗程，中间可以休息 3 ~ 5 天。

特殊医嘱：注意配合家庭护理及特殊训练，加强小儿捏脊推拿按摩法，每晚睡前 1 次。

复诊：治疗两个疗程 60 次后，患儿能独坐，能扶家具站立，坐、站位时竖头稳定，能在亲人示意下举手说"再见""欢迎""医生好"等简单日常用语。继续守原方案，加申脉、照海和委中穴，再治疗 1 ~ 2 疗程以巩固疗效。再针两疗程，共 120 次治疗后，各种症状明显好转，生活自理能力改善，开始与家人简单语言交流，嘱其回家继续调养。

（三）临床体会

1. 治疗脑性瘫痪时为何主张四项齐用？根据脑功能的代偿理论，各种功能在脑内具有多层次的调控和表达区，在平时，只有主导区的神经活动占优势，而其他区处于相对抑制状态，即正常情况下相当一部分脑细胞处于休眠状态，但一旦高级中枢受到损伤或通路受损，在适当的条件下，可有效地调动这些细胞进入功能状态，平常闲置的神经通路可发挥代偿作用（取代已被破坏的通路），达到功能重组。靳老认为，脑瘫常常有多重残障，脑功能改变的范围较为广泛，而且幼儿大脑处于快速发育阶段，脑功能的代偿能力很强，脑瘫脑损伤后，头针四项并用的目的不仅要促进损伤区最大限度地自我修复，也要积极动员机体的其他系统进行互相促通和代偿，以促进整个大脑生长发育来进行整体调节，临床上也证实了它的疗效。

2. 靳老也认为，前人的某些经验是有历史局限性的。首先，其器不利。古代针具粗笨，自然易伤筋挫骨，故较多的穴位被列为禁忌穴，而小儿皮薄肉脆，故针刺时更宜慎重，但随着针具的改进，许多禁穴现在都可针刺，只要操作细心，技术娴熟，并无危险，小儿针刺的范围同样可以扩大。事实上，自新中国成立后，小儿针灸治疗的病种、针刺的方法都有极大范围的扩展。目前，我们在临床广泛采用针刺治疗脑瘫、儿童精神发育迟滞、自闭、多动症等脑功能障碍患儿，未发现明显副反应。第二，其理不明。由于针具及其他原因的限制，古人对脑瘫这类小儿沉疴的针灸治疗缺乏足够的经验积累，对它缺乏深刻的认识。靳老自20世纪80年代开始研究针灸治疗小儿精神发育迟滞、脑瘫、自闭、多动等疑难之症，逐渐发现这类沉疴顽疾，患儿生理上已严重失衡，不可能随拨随应，轻浅刺激如微风拂过水面，难以调动其正气，激发起其机体内部自我修复的因素，故疗效差。所以必须在患儿能接受的情况下，以较强较重的刺激，使达到一定的刺激量，方有望拨乱反正，使邪去正安，即大病当用重剂之意，靳三针疗法之所以在治疗疑难杂症上优于其他疗法，其强大而集中的刺激是一个绝不可忽略的重要因素。

（四）讨论

靳氏头针四项定位是以传统经络腧穴理论为基础，借鉴现代大脑皮层功能定位的研究成果形成的，现例举"颞三针"以说明其精神要点。

颞三针位于头颞部，定位如下：颞Ⅰ针在耳尖直上，入发际2寸处；颞Ⅱ针乃以颞Ⅰ针为中点，向其同一水平线前旁开1寸取之；颞Ⅲ针以颞Ⅰ针为中点，向其同一水平线后旁开1寸取之。这里的"寸"皆指病人同身寸。仔细分析，颞三针的第一针通过率谷穴及角孙穴，前者为足太阳、少阳之会，后者为手足少阳之会；第二针通过手足少阳、阳明之会的悬厘及足太阳少阳之会的曲鬓穴；第三针位于天冲穴附近，该穴为足太阳、少阳之交会穴。《普济方》载："忽中风，言语謇塞，半身不遂……穴百会，耳前发际……神效……"，耳尖直上入发际的颞侧，正是手足少阳经所分布的区域，也是治疗中风的首选区域。颞Ⅱ针和颞Ⅲ针位于颞Ⅰ针之前后，覆盖整个颞部，可增强对颞部的刺激。总之，三针合用，可疏通肝、胆经络之气血，平肝息风，清肝泻胆，鼓舞少阳升发之机。从解剖学上看，较之其他头骨，颞骨最薄，其骨缝最密集。靳老及其博士研究生通过研究发现，接近骨缝处的头穴，其针灸效应更佳。因此，他认为，头部腧穴针灸效应的产生，多与骨缝的传导有关，且此处神经血管极为丰富，对针灸等刺激较为敏感，所以针刺"颞三针"，能激发对侧肢体经络之气，有利于瘫痪的康复。"颞三针"治疗脑血管意外及其后遗症，经研究证实可改善患者血液黏稠度，改善脑动脉弹性，增加脑血流量，缓解高血压和动脉硬化，促进病灶周围脑细胞的营养和脑组织的修复，促进瘫痪机体及语言功能等的康复。

脑瘫是目前世界公认的难题，医学界尚无令人满意的治疗手段。现代医学主要采取物理疗法、康复训练、药物治疗和手术治疗等以改善患者运动功能、降低肌张力等，但限于经济费用高、疗效不显著等因素，难以令患者及其家属接受。中医针灸疗法治疗脑瘫具有成本低、疗效好等优点，故深受患者推崇。

脑瘫属中医学"五迟"、"五软"等范畴，病机为先天禀赋不足、后天失养，致脑窍不足、神机失用。靳三针治疗脑瘫选穴有其深在的依据。四神针、智三针、手足智针均与神有关。脑为元神之府，主神明、司记忆，与五脏六腑密切相关。这在中医古籍中均有所反映。如《素问·脉要精微论》曰："头者，精明之府"；冯兆张《锦囊秘录》："脑为元神之府，主持五神，以调节脏腑阴阳，四肢百骸之用"；汪昂《本草备要》："人之记忆，皆在脑中"等，均说明脑与人的精神、情志、记忆密切相关，而中医藏象学说中，将脑之生理、病理活动分属于五脏，曰：心藏神，主喜；肝藏魂，主怒；脾藏意，主思；肺藏魄，主悲；肾藏志，主恐。故选四神针、智三针以调神醒脑、开窍益智；配以颞三针疏泄肝胆气机，手足智针交通心肾，双管齐下。

脑三针位于后头部，其深部正当小脑及大脑皮层枕叶交界处。现代研究证明，小脑是主宰人体平衡及协调运动的高级中枢，故与手足三针相配，能调整肢体运动。

另外，临床应用时，需主配穴结合，变化加减，辨证取穴，方为圆机活法，不可拘泥一端。辨证属先天不足者，可配用肾俞、肝俞等；后天失养者，可配中脘、脾俞、胃俞等；痰瘀阻窍，可配血海、丰隆等。

（五）诊后絮语

靳老曾称，头针四项为靳三针疗法的"皇冠"，靳三针对针之形势很重视，其中蕴含神意，所谓"凡刺之法，必先本于神"

（《灵枢·本神》），此可见一斑也。头四项基本原理在于疏通经络、醒脑开窍、补益肝肾、振奋督阳。《灵枢·海论》言："脑为髓之海，其输上在于其盖"，《灵枢·卫气》称："气在头者，止之于脑"，视头部为灵机出入之要道，故在针灸治疗脑瘫时，必取头针四项，把握刺激量，再辅以辨证配穴，充分体现规范化治疗与个体化治疗的结合，目的是将机体内一切修复的、代偿的积极因素调动起来，促进脑瘫儿的脑功能康复。

三、小儿自闭症

儿童孤独症，又称自闭症，是广泛性发育障碍的一种亚型，以男性多见，起病于婴幼儿期，主要表现为不同程度的言语发育障碍、人际交往障碍、兴趣狭窄和行为方式刻板。约有3/4的患者伴有明显的精神发育迟滞，部分患儿在一般性智力落后的背景下某方面具有较好的能力。近年来发病率呈上升趋势，国外报道儿童孤独症的患病率为0.6%。早发现、早干预能显著改善其生存质量。

（一）基本方法

【选穴】

（1）主穴"自闭九项"：四神针、智三针、脑三针、颞三针、颞上三针、醒神针、手智针、足智针、舌三针。

（2）配穴：手三针、足三针、太溪、少府、行间等穴。

【操作】

留针40分钟，间隔10分钟捻针1次。每天针1次，每周

6次，30次为1疗程，中间可以休息3～5天。

除靳三针疗法外，根据患儿不同的情况，采用应用行为分析疗法（applied behavioral analysis，ABA）、结构化教育（treatment and education of autistic and related communication handicapped children，TEACCH）、游戏与文化介入（play and culture intervention，PCI）、感觉统合训练及听觉统合训练、语言认知在内的治疗方法进行干预。坚持每周治疗6天，每天治疗时间均保证不少于5小时。

（二）典型验案

自闭症之阴虚阳亢证案（靳瑞主治）

蒋某，男，13岁。2006年4月1日初诊。

家属代诉：语言交流障碍10年，伴有行为异常。

初诊：怀孕、出生到出生后均无异常，但在发育时期，语言反应、智力等发育十分迟缓，情绪特别躁动，理解力低下，3岁才会讲"爸""妈"。就读特殊学校，培训6年，效果不佳。现症见：表情生硬，刻板，经常乱讲，自言自语，急躁，不时抽动，时常听而不闻。无系统药物治疗，曾进行过教育训练，但疗效不佳。察其舌红，苔薄白，脉细偏数。诊其为：阴虚阳亢之语迟（自闭症）。此乃患儿先天禀赋不足，肝肾阴精不足，脑腑失于荣养，导致发育迟缓、智力低下，同时阴不制阳，而导致肝阳亢进，亦激发心火，燥阳上扰清窍，情绪急躁，不时抽动。阴精不能化生清阳，脑窍不利，故言语表达不清，不愿交流，听而不闻。舌红，苔薄白，脉细偏数乃阴虚阳亢之象也。

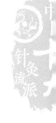

治法：通络醒脑，滋阴潜阳。

治疗：

（1）针灸治疗：主穴"自闭九项"（四神针、智三针、脑三针、颞三针、颞上三针、醒神针、手智针、足智针、舌三针），配合手三针、足三针、太溪；并于少府、行间行泻法。入针得气后，留针40分钟，间隔10分钟捻针1次。每天针1次，每周6次，30次为1疗程，中间可以休息3～5天。

（2）穴位注射治疗：维生素 B_{12}+ 维丁胶性钙3ml，肾俞、肝俞、脾俞双侧，1.5ml 每穴，每天注射1次。

特殊医嘱：每天晚上睡前加强小儿捏脊推拿按摩疗法，并给予语言放松暗示。

复诊：经过1个疗程30次治疗后，症状好转，开始比较平静了，情绪不那么激动，语言多了一些，愿意与外界进行交流和沟通，有一定的目光对视，但自控力仍较差。改用胎盘组织液4ml穴位注射，双侧肾俞、肝俞、脾俞，交替轮换，每次左右2穴，2ml 每穴位，每天1次，并加强家庭教育和训练。再治疗30次后，患者语言发育、社会交往、行为方式等均有明显改善。追访结果：各方面均有进步，继续坚持治疗。

（三）临床体会

1. 通过半年的靳三针和综合康复治疗，患儿在知觉、小肌肉、大肌肉、手眼协调、理解能力上可有较大改善。特别是，知觉及理解能力上的提高为患儿未来模仿和表达能力的改善提供了可能。

2. 在治疗过程中需要注意：

（1）教育孩子，首先要管理好自己的情绪。

（2）活学活用 ABA。所谓 ABA，个人理解为行为分析、适当干预，即通过孩子的行为，分析出孩子的目的，并加以引导，使之能正确完成一个情感表达的过程。

（3）家长的心态对于孩子的康复训练尤为重要。

（4）保护孩子脆弱的能力。

（四）讨论

综合干预方法是目前世界上主流的干预方法，要求针对患儿不同的情况有针对性地进行选择，而不是简单的拼凑，要根据儿童心理、行为发育顺序编排治疗方案。对于处于较低发育阶段的患儿，他们往往存在缺乏目光对视、缺乏对人的关注等社会性趋向缺陷，应强调运用 PCI 个体训练方法，改善社会性关注能力，有了关注及参照能力后可以进行语言、认知能力的训练，同时亦可运用 ABA 方法强化正确认知及行为，矫正不良行为。当通过认知及 ABA 训练学会了一些个别技巧后，可进行结构化教育等训练，把所学按顺序进行连结，便于日常生活活动技能的改善。社会性关注及参照能力到了一定程度时，要逐渐过渡到小组活动训练，亦即 PCI 集体训练，以提升患儿想象及合作分享能力，便于患儿融入群体及社会。

大部分孤独症患儿还存在感知觉障碍，包括听觉过敏、前庭和触觉和本体觉统合失调，这些障碍常导致患儿对外部世界的感

知错误和扭曲，使其难于理解外部世界从而饱受困扰。听觉统合训练能过滤掉某些超敏频率的声音，减低内耳和大脑中某些区域的敏感性，使其能专注于正常的语言和避免干扰，提高其学习和专注能力。感觉统合治疗通过旋转、触摸、挤压及平衡协调等训练，为感觉统合失调的儿童提供一种感觉输入，特别是对负责身体平衡、方向和速度的内耳前庭系统、肌肉关节和皮肤等处输入的感觉进行训练，使儿童能够统合这些感觉，促进感知觉等神经功能的发展。

"靳三针疗法"是一种特定配穴的针灸方法，是靳瑞教授多年临床实践的总结，此法尤其重视头针的应用，故以取头部穴位为主。"自闭九项"为"靳三针疗法"中治疗儿童孤独症的专方。"四神针"位于头部之巅，当髓海之腧；"脑三针"当太阳之冲，为联络脑系的门户和空窍；"颞三针"位居少阳，少阳居中在人身如门户之枢，转动由之，使营卫出入内外如常；"颞上三针"用以加强双侧足少阳胆经的气血运行；"舌三针"针刺舌根部，疏通舌部气血，以达通窍启语之功；"手智针""足智针""醒神针"，强刺激以增加患儿对疼痛、声音的敏感性，以增加患儿对外部世界感知的能力。

（五）诊后絮语

儿童孤独症的核心障碍是社会交往功能障碍。患儿缺乏目光对视、相互关注、社会参照、意图理解、想象及合作分享等社会交往能力，因缺乏模仿、观察学习能力而不能掌握语言、社会规范及正常行为；再者儿童孤独症患儿存在感知觉障碍及局限兴趣、重复刻板行为，它们互为因果，互相损害。在儿童孤独症病因未明及缺乏特效治疗方法的情况下，采用综合干预的模式能显著提高儿童孤独症患儿的各项能力，降低其功能障碍程度。综合干预的具体形式仍须进一步探讨。

本病患者早期参加了特殊学校的学习，但效果不好。我们收治很多临床观察病例表明，许多教育训练虽然理论高深，但都没有在激活大脑功能的状态下进行，因此治疗效果很差。如果用一个比较形象的中国成语来比喻，就是"对牛弹琴"。自闭症作为一种脑发育功能障碍疾病，存在严重的脑血流障碍和生理封闭状态。而单纯的教育训练难以有效地改变大脑的血流循环以及激活大脑功能。

"靳三针疗法"能改善儿童孤独症患儿颞叶、额叶、顶叶局部血流，对提高儿童孤独症患者的口语、视觉、感知觉及动作技能有较好的疗效。各种治疗方法分别从不同的方面、不同的层次对儿童孤独症障碍点进行有针对性的治疗，并保持一定的干预强度，将有利于功能的康复。

多年来使用靳三针疗法、康复训练和家庭教育，提高患儿各方面的技能，促进其环境适应能力，使患儿获得自理能力、社会技能及工作技能，从而提高其整体适应能力，让患儿过上正常的生活。在实际工作中，家庭教育也与患儿病情的轻重、家人的期望和家庭条件及治疗者的条件等有关，凡是急于求成或随便放弃都是不利于自闭症患儿康复的。此外，要早发现早治疗，不要拖延，以免错过治疗时机。总之，针灸、特殊训练及家庭教育，三管齐下，是目前治疗儿童自闭症最合适的方法。

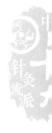

四、精神发育迟滞

小儿弱智，又称精神发育迟滞。患有此病的儿童，其智力水平明显低于同龄儿童。患儿的临床表现主要就是运动、语言方面较差，比如小儿的坐、立、行及语言方面发育都比较迟缓，有的孩子到4、5岁，6、7岁甚至10来岁还不能说话和运动，理解能力、计算能力、记忆力，以及观察力、分析能力、思维想象各方面，其他还包括社会适应能力方面，都发育比较迟缓。智力低下是儿童疾病中的常见病。目前精神发育迟滞儿童的康复工作，主要是教育训练，临床尚缺乏系统研究和行之有效的方法。在临床工作中我们发现针刺头部靳三针为主，结合辨证配穴治疗精神发育迟滞儿童，疗效满意。

（一）基本方法

【选穴】

（1）主穴：四神针（位于百会穴前后左右旁开1.5寸共四针），智三针（即神庭穴一针，左右本神穴各一针，共三针）。

（2）配穴：好动难静属阳证者，开四关、内关、劳宫、涌泉；喜静少动属阴证者，取足三里、人中、三阴交、神门；语言障碍，加哑门，通里；运动障碍，加曲池，肩髃，外关，环跳、阳陵泉、悬钟；久病体弱，选用五脏背俞穴。

【操作】

用30号1.5寸不锈钢毫针，头部平刺进针1寸左右，四肢穴直刺进针常规深度，得气后留针30分钟，间隔10分钟捻转行针 1 次，平补平泻，阴阳偏胜者，随症施用补泻手法。主穴每次均针刺，配穴交替使用。前 20 天每日针刺 1 次，以后隔日 1 次，全疗程 4 个月，约针 60 ~ 70 次。

（二）典型验案

王某，男，5 岁。2006 年 2 月 10 日初诊。

家属代诉：智力低下 3 年余。

初诊：运动正常，较安静，不能言语，注意力难集中，表情呆滞，反应迟钝。四肢短小，眼距宽，鼻梁凹陷，小头。言语学习迟缓，词汇贫乏，难以理解家长意思，表情呆滞，反应迟钝，多静少动，记忆力差、不懂计算，智力较同龄儿童低下，智商（IQ）40；社会适应行为明显低于同龄儿童平均水平，社会适应行为商数（ADQ）45。实验室检查未查。曾于 2004 年 12 月去广州市儿童医院检查，诊断为"先天愚型"，经过西医药物治疗但疗效不佳。为求进一步诊治，遂来我科求治。查其舌淡苔薄白，脉细软。

个人史：顺产，怀孕和出生时皆顺利，未见异常。

诊为：智迟（精神发育迟滞）肾精不足证。根据舌脉之症，本病属中医学"五迟"范畴之智迟，证属"肾精亏虚"。缘由患儿先天不足，肾精亏虚，如《张氏医通·婴儿门》云："皆胎弱也，良由父母精血不足，肾气虚弱，不能荣养而然"，责之于先天因素为主。肾主生长发育，肾气不足，元精不实，髓海不充，则精血髓气不能荣养脑腑，神明不灵，智能不现，故见智迟；舌淡，

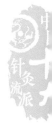

脉细软等均为肾虚之表现。

治法：益精补肾，通络醒脑。

针灸处方：

（1）头针四项：脑三针、颞三针、智三针、四神针。

（2）体针：手三针、足三针、手智针、足智针。

入针得气后头针留针1小时，体针留针30分钟，间隔5～10分钟捻针1次。每天针1次，每周6次，30次为1疗程，中间可以休息3～5天。配合穴位注射以胎盘组织液4ml，分别于肝俞、肾俞及脾俞等交替注射。

特殊医嘱：注意配合家庭护理及特殊训练。小儿捏脊法推拿按摩，每晚睡觉前做1次。

复诊：治疗30次后，患者症状明显改善。能言语，有时能说简单的句子，反应能力、记忆力增强，注意力较前集中，余同前。说话能力及智力仍较同龄儿童低，言语清晰度有所改善，表情稍活跃。基本按前方案继续治疗，加申脉、照海，再针2疗程以后，共90次治疗后症状更为改善。能言语，有时能说简单的句子，反应能力、记忆力增强，注意力较前集中。随访患者回家表现正常，每天进行家庭按摩治疗和教育，智商（IQ）90，社会适应行为商数（ADQ）95，生活可以基本自理。

（三）临床体会

1. 临床发现针刺头部靳三针为主，结合辨证配穴治疗精神发育迟滞儿童，具有安全、易行、无副作用、疗效好等特点，其中总有效率可达 79.03%。

2. 临床观察发现，针刺疗效与性别无显著关系，而与病情轻重、年龄、疗程密切相关。重度精神发育迟滞疗效较差、年龄越接近成人也疗效较差，其年龄上限似应为 15 岁同时，坚持治疗则疗效较佳，建议患者及早坚持治疗，不要错过治疗时机。

3. 临床对于疗效的评定，不以"痊愈"项总结，因为精神发育迟滞的改善及智力活动水平的表现与生活环境、家庭学校教育、营养运动状况等诸多因素有关，是一个相对动态的过程，故以"显效、有效、无效"三级评定之。

4. 临床上我们要重视以教育训练为主要手段之一的康复或其他配合方法，这样更有利于患儿的康复。

（四）讨论

主穴四神针、智三针是头部特定穴位，为靳瑞教授几十年临床经验的结晶。四神针位于巅顶部，属督脉和足太阳膀胱经所经过区域，与四神聪（经外奇穴）既有一定的联系，也有一定的区别。四神聪使神志聪明，该穴为百会穴前后左右各 1 寸。我们的经验是以百会前后左右各 1.5 寸定为四神针，临床证明可扩大对脑部的作用，增强疗效。《灵枢·海论》曰："脑为髓之海，其输上在于其盖"。《素问·骨空论》曰"督脉者……交巅上络脑。"《灵枢·经脉》曰："膀胱足太阳之脉……其直者，从巅入络脑。"四神针位当脑之"输"，且有经络入络于脑，故刺之可以调整脑府经气，治疗大脑病变所致的精神、神志疾病。智三针以神庭、本神（双）组成，三穴前人名之为"神"。据我们临床观察，三穴配合主要以提高智力为主，确能治疗神志、智力方面疾病，疗效确切才定为智三针，且前额为大脑额叶所在，与智力有密切相关。从经络角度考察，三穴与督脉、胆经密切相关，胆主决断，为中正之官。《素问·六节藏象论》曰："凡十一脏，取决于胆也。"督脉为"阳脉之海"，具有调节全身阳经经气的作用。刺之能调节督脉与胆经，从而调整五脏六腑的经气，促进大脑的发育。

中医学以智力功能归属于五脏六腑，正常情况下心藏神、主喜；肺藏魄，主悲；脾藏意，主思；肝藏魄，主怒；肾藏志，主恐；胆主决断等。因此，五脏六腑的病变，也可影响智力功能，如《灵枢·本神》曰："肝气虚则恐，实则怒"等。智三针、四神针六穴，刚好也分布于肝经循行部位，刺之可使肝之谋虑、肾之作强等功能正常。方中针刺背俞穴，意在调节五脏六腑经气，改善脏腑虚实状态，从而提高智力功能水平。

（五）诊后絮语

小儿精神发育迟滞属于中医痴呆范畴，中医认为其基本病机为髓海不足，神机失用。由精、气、血亏损不足，髓海失充，脑失所养，或气、血、痰、瘀诸邪内阻，上扰清窍所致。临床以调神益智、补肾通络为主。

对于此类疑难病症，靳老特别喜欢用少阳胆经穴位为主，通决开阖。靳三针之"四神针"位置当脑之"输"，故刺之可以调整脑府经气，聪神明志；智三针以神庭、双侧本神组成，三穴与督脉、胆经密切相关，胆主决断，为中正之官，刺之促进大脑的发育，且三穴均位于前额——大脑额叶所在，与智力有

国家中医药管理局厘定中国十大针灸流派

密切相关。经络选择和脑功能局部定位原则结合，选穴组方，既传承又创新，实乃靳老创制靳三针的独特精神也，值得后世学子效仿。

◆ 第二节　内科病证

一、失眠

（一）基本方法

【选穴】

眠三针：定神针、内关、三阴交。

心脾两虚加心俞、脾俞，补益心脾、益气养血；心胆气虚加心俞、胆俞、丘墟补心壮胆、安神定志；阴虚火旺加太溪、太冲、涌泉，滋阴降火、宁心安神；肝郁化火加行间、太冲、风池，平肝降火、解郁安神；痰热内扰加中脘、丰隆、内庭清热化痰、和胃安神。

【操作】

使用 0.30mm×25mm 或 0.30mm×40mm 不锈钢毫针，常规消毒后进针。快速捻转进针，用平补平泻法。每次留针30 分钟，每 5 分钟行针 1 次。每周治疗 6 次，休息 1 天。

（二）典型验案

陈某，女，33 岁，2005 年 5 月 4 日初诊。

主诉：患者失眠反复 10 年，加重半年。

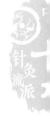

初诊：因感情受挫，精神压力大而发病。失眠病史 10 年余，经中西医结合治疗，疗效不佳，也经过心理咨询，未有改善。患者无法正常入睡，需依赖安眠药方可入睡，有消极心理。精神不振，面色㿠白，心烦易怒，耳鸣，容易健忘，神疲，纳差，口干，舌质红，苔薄，脉弦数。

诊其为：不寐（阴虚火旺型）。本病虚实夹杂，以阴虚为主，杂心火之标实。患者一般情况良好，身体素质尚可，现代白领，未婚女性，工作环境经常变动，感情受挫，精神压力大，不安全感，容易紧张，长此以来内耗阴精，肾阴不足，肾水不能上济心阴，心气浮躁，心肾不交，水火失于既济，肾水不足，心火独亢，阴不制阳，阳不归阴，而见不寐。睡眠不佳，白天容易疲劳，故见精神不振，疲劳。心烦易怒，耳鸣，容易健忘，神疲，纳差，口干等均为阴虚之象。

治则治法：育阴潜阳，清心安神。

针灸处方：以眠三针加减。

眠三针：定神针、内关、三阴交，配穴随辨证适当加减，隔日针刺 1 次，30 分钟 / 次，10 次 / 疗程，3 个疗程共 30 次。（定神针乃靳三针效验组方之一，有安神定志，稳定情绪的功效，位于前额部，第一个穴是印堂上 0.5 寸，第二、三穴是阳白上 0.5 寸。）内关用泻法，三阴交用补法。

复诊：治疗 3 次后，症状明显改善。患者睡眠质量提高，容易入睡，心情好转，精神尚可，面色淡红，耳鸣，健忘，纳可，口干。在初诊选穴的基础上，加少府以清泻心火，照海强化滋肾阴。再治疗 3 次，共 6 次，疗效显著，睡眠恢复正常。日后再见患者，自诉好转，心情佳。但遇情绪刺激时，偶有失眠发生，仍需要调理，余正常。

（三）临床体会

治疗与调护均应重视，精神刺激可导致病情反复，故治疗同时消除患者心理疾患及精神因素显得至关重要，帮助患者提高心理素质，增强其自信心，树立积极、乐观的人生观，做到心胸开阔。同时，调摄起居：①睡前不吸烟，不饮酒，不喝咖啡、浓茶等兴奋物；②每天参加适当的体育锻炼，增强体质，养成良好的生活习惯；③睡前温水泡脚 20 分钟，搓揉按压涌泉穴以助睡眠；④听柔和舒缓的音乐，放松心身。

（四）讨论

失眠（insomnia）指睡眠的始发和维持发生障碍，致使睡眠的质和量不能满足个体的生理需要，引起患者白日不同程度地自感未能充分休息和恢复精力，因而出现躯体乏困，精神萎靡，嗜睡，注意力减退，情绪低落，焦躁等系列症状。失眠症病因虽复杂，但精神心理因素起主导作用，约占临床慢性失眠者的半数，几乎所有失眠者都有不同程度的精神、心理不适症状。本案例就是比较典型的现代白领女性失眠者，工作环境变动，感情受挫，精神压力大，不安全感，容易紧张，经过一般中药和心理咨询调理疗效不佳。

中医认为，不寐一症，肾阴不足，心火上炎，心肾不交为其发病的主要原因，治疗应滋阴降火，宁心安神。在"靳三针"的系统继承研究中，总结出治疗失眠的经验穴组"眠三针"（定神针、内关、三阴交），临床治疗失眠疗效良好。定神针乃靳三针效验组方之一，有安神定志，稳定情绪的功效，三阴交为足三阴经之交会穴，可调补肝肾，健脾养心。内关乃手厥阴心包经络穴，别走手少阳三焦经，是八脉交会穴中阴维脉的会穴，维系诸阴之经，有养心安神之功。此两穴为治疗失眠的要穴，再辨证选取其他穴位。由于患者的心火较亢，因此加少府以清泻心火，效果非常明显。

（五）诊后絮语

随着社会生活节奏的加快，失眠发生率似有上升的趋势。针刺可以提高内源性褪黑激素（endengengous melaronin）的分泌，进而改善入睡、觉醒、睡眠总时间和睡眠质量 4 项指标。

二、偏头痛

（一）基本方法

【选穴】

主穴：颞三针，耳尖直上 2 寸处为第 1 针，然后以第 1 针为中点，同一水平前后各旁开 1 寸为第 2 针、第 3 针。颞三针皆位于头颞部足少阳胆经的分布区域。

配穴：远端配穴取太冲或足临泣。

【操作】

常规用 2 寸毫针，针尖与穴位呈 15°～30° 角，向下沿皮平刺 1.5 寸左右，使局部产生酸麻憋胀感或放射至整个头部为度。留针 30 分钟，每日 1 次，10 次为 1 疗程。

（二）典型验案

吴某，女，34岁。2014年12月4日初诊。

主诉：反复左侧偏头痛20年。

现病史：患者来诊时以左侧偏头痛，心胀痛为主，伴有干呕，眼前黑矇，畏光。有用药史，每日服用芬必得。卧床休息后疼痛缓解。于2012年7月在省医行头颅MR显示：头颅MR未见异常，怀疑血管狭窄，未与系统性治疗。为求进一步诊疗，随来就诊，来时患者纳可，眠差，二便调，舌淡暗苔白，脉数。

选穴：晕听区（左）、百会、后顶、风池、外关（左）、中渚（左）。

耳穴：交感、皮质下、肝、缘中、内分泌。

操作：针刺后，头部穴位加电针30分钟，使用疏密波；外关、中渚只留针不加电。耳穴采用耳穴压豆法，嘱患者每日按压耳穴3次，每次每穴100下。隔日针刺1次，10次/疗程。3次治疗后，患者症状明显减轻，继续治疗一疗程，以巩固疗效。

（三）临床体会

研究中发现，经"颞三针"为主治疗普通型偏头痛后，患者发作频率、头痛持续时间、头痛程度及伴随症状明显改善，总有效率为96.6%。

（四）讨论

《灵枢·经脉》曰："肝足厥阴之脉……，上入颃颡，连目系，上出额，与督脉会于巅。"又"胆足少阳之脉，起于目锐眦，上

抵头角，下耳后……。其支者，从耳后入耳中，出走耳前，至目
锐眦后……。"由此可见，肝胆经脉循行于头部的前额，两颞侧及
头顶，而"经脉所过，主治所及"，所以临床上可通过疏通胆经络
之气血、清肝泻胆而使普通型偏头痛症状减轻或消失。"颞三针"
中第1针通过率谷及角孙穴；第2针通过少阳经的悬厘穴及曲鬓
穴；第3针位于天冲穴附近，故本组穴位正当足少阳胆经分布的
区域，肝胆表里相通，穴取"颞三针"，正可直达病所，疏通经络、
清肝泻胆、解痉止痛。从穴位解剖上讲，"颞三针"在颞肌中，在
骨缝最密集处，分布有耳颞神经、枕小神经与枕大神经，以及颞
浅动、静脉的顶支与耳后动、静脉。表明此处神经血管极为丰富。
现代医学认为偏头痛普通型的发生与血管舒缩功能失调有密切关
系，而在该处针刺其敏感性及效应更佳，从而更好地改善脑血管
平滑肌舒张和收缩功能，达到治愈偏头痛的目的。

（五）诊后絮语

"脑为髓之海"，脑部的濡养主要依赖肝肾精血及脾胃所运
化之水谷精微的上充和输布，故偏头痛的发生与肝、脾、肾三脏
有关。因于肝者，肝阳上亢，上扰清空而致头痛，故临床上常配
合太冲、阳陵泉、风池平肝息风；因于肾者，多因禀赋不足，肾
精久亏，脑髓空虚而致头痛，故配合太溪、肾俞、太冲滋水涵
木；因于脾者，脾失健运，痰湿内生，上蒙清窍，阻遏清阳而致
头痛，故配合阴陵泉、丰隆、头维化痰降浊。"颞三针"善通少
阳之气，通络止痛功效明显，其治疗普通型偏头痛无任何毒副反
应，复发率又低，显示了针刺治疗本病的优势。

三、顽固性面瘫

周围性面神经炎是因茎乳突孔内面神经非特异性炎症反应所致的周围性面神经麻痹，主要表现为面部肌肉运动功能障碍，约80%患者可在数周或1～2个月内恢复。临床上常把经过1～3个月甚至半年的常规治疗，未见恢复或显著恢复者称为顽固性面瘫或难治性面瘫。

（一）基本方法

【选穴】

主穴面瘫针：翳风、地仓颊车互透、迎香；阳白、太阳、四白。

【操作】

（1）减少刺激，重用隔姜灸：对于顽固性面瘫患者，庄礼兴教授多取面部阳白、迎香、地仓、颊车、牵正、夹承浆等穴，并配合远道取穴，加予患侧中渚及对侧合谷，下肢足三里等穴来协调阴阳、补益气血。针后留针，加电15分钟即可，避免刺激过强，容易引起"倒错"现象（即出现患侧面肌跳动，自觉发紧，或瘫痪肌痉挛，口角歪向病侧的现象）。此外，庄礼兴教授认为该病多属久病耗气伤血，故主张重用隔姜灸，因生姜辛温发散、祛风散寒，艾绒温通经络，二者合用可温通经脉、益气活血。

（2）针药并用，加强疗效：庄礼兴教授主张对于此类顽疾，应针药并用，加强疗效。中药内服在牵正散基础上重用五指毛桃、鸡血藤等补气活血药物，并加以僵蚕、全蝎、地龙等虫类药

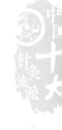

以搜风通络。

(二)典型验案

刘某，男，25岁，2015年6月4日就诊。

患者1个月余前出现右耳听力下降，并有右耳廓疱疹，后出现右侧面部麻木，右眼闭合不全，右侧鼻唇沟变浅，口角向左侧歪斜，鼓腮漏气，舌质红，苔白，脉细弦。

首诊予颅脑MR排除中枢神经系统疾病后予针药治疗。治疗方案如下：

取穴：阳白透鱼腰，地仓透颊车，牵正、翳风（以上穴位均取右侧）。

操作：面部穴位加电针15分钟，合谷、中渚留针不加电。出针后局部行隔姜灸。

内服中药汤剂：当归10g，川芎10g，赤芍15g，炙甘草5g，鸡血藤30g，全蝎5g，僵蚕15g，地龙15g，丹参15g(共7剂，日一剂，水煎服)。

三次治疗后，患者右耳听觉正常，耳后无压痛，面部症状较前稍好转，继续同前方案坚持治疗3个月后，患者面瘫基本痊愈。

(三)临床体会

顽固性面瘫常因病情严重（如I型单纯疱疹病毒感染引起的Hunt综合征）、失治误治（错过早期治疗时机）、年老体虚等引起。庄礼兴教授认为该病多因脉络空虚、风邪外袭导致面部经气阻滞、经脉失调则面部肌肉弛缓不收，病程日久，气血耗伤，经脉失养，气虚则无力推动，气血津液运行不畅，最终导致痰瘀搏结，缠绵难愈之顽疾。

（四）讨论

《素问·评热病论》云："邪之所凑，其气必虚。"《景岳全书·杂证谟·诸风》则谓："此八风（太弱、谋风、刚风、折风、大刚风、凶风、婴儿风、弱风八种），皆从其虚之乡来，乃能病人。"庄教授认为此病机制多为脉络空虚、风邪外袭致面部经气阻滞、经脉失调、肌筋弛缓不收，为正气不足、素体脾胃虚弱所致气血生化不足，经脉失养，气愈虚，血愈瘀，气血运行不畅，津液停滞，痰瘀搏结，缠绵难愈，造成面瘫经久不愈，最终形成正虚邪实、虚实夹杂之顽疾。

（五）诊后絮语

面瘫的治疗需根据不同时期调整针刺方案。急性期不用电针，配合上肢合谷、中渚等穴；恢复期面部穴位可加电针；若为顽固性面瘫，需远端取穴配合，并使用隔姜灸、药物等方法辅助治疗。

四、哮喘

（一）基本方法

【选穴】主穴，背三针（大杼、风门、肺俞）；配穴，定喘、丰隆、天突、膻中、内关等。

【操作】患者取侧卧位，诸穴平补平泻，加上疏密波电针治疗，

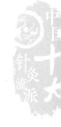

强度以患者可耐受为度。本病常配合注血疗法或穴位注射。属虚寒体质患者建议于三伏天行天灸疗法，连续坚持 3 年为一疗程。

（二）典型验案

陆某某，女，61 岁，2006 年 2 月 8 日初诊。

慢性支气管炎，肺气肿确诊 3 ~ 4 个月，胸闷气促一周，加重 1 日。

自述 3、4 个月前无明显诱因曾出现咳嗽，在外院检查胸部 X 线结果提示有慢性支气管炎，肺气肿，右侧胸膜轻度增厚。经诊治后咳嗽基本治愈，具体治疗过程不详。2005 年 12 月 8 日因食牛腩粉后出现咳嗽，气喘，未及时就诊，症状逐渐加重，后出现咳嗽咳痰，痰多量白，呼吸急促，影响活动，夜间不能平卧，双下肢水肿，曾在我院住院治疗，病情好转。一周前患者胸闷气促，今早加重，于门诊求诊，为求进一步系统诊治，拟以"喘病"收住我科。

初诊：患者神清，精神疲乏，端坐呼吸，呼吸浅短、急促，语声低微，气喘急促时胸闷，心慌、心悸，头重，咳嗽，痰少难咯，双下肢轻度凹陷性浮水肿，无恶寒发热，无头晕头痛，胃纳差，眠差，大便 3 ~ 4 日一行，小便调。舌暗苔黄厚腻，脉弦滑。

中医诊断为：喘病（痰湿壅肺证）。

西医诊断：慢性支气管炎，肺气肿。

病机分析：四诊合参，本病属中医学之"喘病"范畴，证属痰湿壅肺，患者年老体弱，元气不足，摄食不慎，外感寒邪，痰湿壅肺，肺气不宣，则咳嗽，气喘；饮聚成痰，则患者咳痰，但痰少难咳。舌暗苔黄厚腻，脉弦滑，为痰湿壅肺之征。

治法以祛痰除湿，止咳平喘。以背三针为主进行治疗。

初诊治疗：针刺背三针（大杼、风门和肺俞，双侧，又称背六穴）为主，配定喘（双）、天突、膻中、丰隆（双）、内关（双）等穴，患者取侧卧位，诸穴均平补平泻。每日1次，加上G6805电针仪用疏密波治疗30分钟，刺激量以耐受为度。针刺完后，进行经络注血疗法。常规消毒后，取患者肘静脉血3ml加入1ml强的松龙，将其充分混匀，即刻注射"背六穴"中一穴双侧，交替选用，每周2次。

复诊：患者经过12次针刺和4次经络注血疗法后，症状明显改善，病情稳定。现患者气喘心悸情况基本控制，双下肢无浮肿。实验室检查：胸部X线示左肺炎症和两肺肺气肿减轻。心电图未见异常。靳老认为，脾胃为生痰之源，应加强对脾胃经络的调理补益，健运脾胃，化痰祛湿。针灸治疗守前方，加足三里（双）、阴陵泉（双），用补法。经络注血疗法改用脾俞（双）、肺俞，每周1次。其他治疗处方：三伏天灸和平时自行艾灸。平时可用艾条灸"背六穴"、膏肓、脾俞、肾俞、足三里、丰隆等穴。每次选用3～5穴，灸至皮肤潮红为度。每日1次，每次10分钟左右。再经10次针刺和2次经络注血治疗，病情稳定，症状消失。停止治疗，在家调养。

嘱患者在夏天回门诊，安排天灸药物敷贴疗法，取白芥子、甘遂、细辛、半夏、麝香等药物共研细末，用生姜汁调成糊状。

治疗时，将膏药切成 1cm×1cm 大小，用胶布固定，取双侧定喘、颈百劳、脾俞、肾俞、"背六穴"等轮替，每次 3 对穴。于三伏天贴药，选每伏第一天，共贴 3 次，每次间隔 10 天，连贴 3 年为一疗程。随访半年，病未复发。

（三）临床体会

哮喘本病属中医学"哮证"范畴，以发作性气喘、咳嗽、胸中憋闷，甚至呼吸困难为特点，大多数经治疗可缓解，部分轻症者可自行缓解。症状常于夜间或清晨加剧。本病以痰湿壅肺证型多见，宜温化痰饮，宣肺平喘，故针刺和灸法常并用。大量临床案例证实，天灸疗法能较好地预防、减少本病的发作。其原理是在自然界阳气最旺盛的三伏天，将温发性质的药物，敷贴于穴位局部，利用自然界的阳气扶助人体的阳气。

（四）讨论

背三针，又称"背六穴"，均分布在足太阳膀胱经第一侧线，且位于上背部，可疏通局部经气。肺俞穴在《医宗金鉴》中还有一个有趣的名字，叫上搭手。《行针指要歌》中有载"或针嗽，肺俞、风门须用灸"，此二穴多用于有痰无声之"嗽"治疗，说明二穴适用于痰湿型咳嗽的治疗，且多用灸法。《圣玉歌》中有"若是痰涎并咳嗽，却治须当灸肺俞"，《医宗金鉴》也提到："风门主治易感冒，风寒痰嗽吐血红，兼治一切鼻中病，艾火多加嗅自通。"可见风门不仅用于咳嗽的治疗，还用于咯血、鼻炎（嗅觉失灵）等情况。现代研究表明，电针肺俞可缓解咳嗽气喘等哮喘急性期的症状，同时也可改善最大呼气流速峰值（PEF）、第一秒最大呼气量（FEV1）等肺功能指标，还可增加肺组织 β 受体含量，影响血浆以及组织中的环核苷酸，达到减少炎性介质释放量，减轻炎症等作用。

（五）诊后絮语

背三针均在上背部，不宜深刺，需知"腹如井，背如饼"。可 45° 向后正中线斜刺 0.5 ~ 0.8 寸。注血疗法抽取静脉血后，勿作停顿，以防血液凝固难以进行穴位注射。

◆ 第三节　骨伤科病证

一、肩周炎

（一）基本方法

【选穴】

主穴：肩髃、肩髎、肩前穴直上 0.5 寸。配穴：肩内侧痛配尺泽，曲泽；肩前侧痛配手三里、足三里。肩外侧痛配外关、阳陵泉；肩后侧痛配后溪、天宗，肩臂肌肉萎缩配血海、三阴交。

【操作】

患者取坐位，暴露患侧肩部，术者双手持 30 号 1.5 寸的不锈钢针毫针，与皮肤呈 90° 角刺入约 1 寸，行捻转泻法（血海、三阴交施补法），留针 30 分钟，留针期间协助病员活动患侧肩关节。每日 1 次，7 次为 1 小疗程，3 次小疗程为 1 次大疗程。

（二）典型验案

余某某，女，52 岁，2015 年 5 月 27 日初诊。

主诉：双肩部疼痛 1 年，加重 20 余天。

现病史：患者 1 年前无明显诱因下感双肩部肌肉疼痛，因疼痛不甚，未予重视。近 20 余天来疼痛加重，就诊时：双肩部疼痛，局部肌肉压痛（+），酸痛感为主，以右肩为甚，遇寒尤显，甚则夜间难以入眠，上举活动稍受限，外展、后伸尚可，伴双膝关节疼痛。2015 年 5 月 13 日肩关节 MRI 示：①右侧肱骨头、前上关节盂及喙突骨质水肿；②右肩关节冈上肌腱损伤改变。纳一般，眠欠佳，余无明显不适，二便调，舌淡，苔黄腻，边有齿痕，脉浮细。

处方：肩三针（双）、肩井（右）、阿是穴（双）、曲池（双）、外关（双）。

操作：外关不加电，余穴加电针 30 分钟，使用疏密波。并告知患者禁戒饮食寒凉，注意肩部防寒保暖及相关功能锻炼事项，嘱其按时服药，坚持功能锻炼。

复诊：（2015 年 6 月 5 日）

双肩部疼痛、上举受限较前稍有缓解，伴颈、右腰部、双膝关节疼痛，颈部、左膝关节疼痛尤甚。双下肢外侧连及外踝麻木，左侧明显。纳可，眠差。大便质稀，偶 3 次 / 天。小便可。舌淡，苔白腻，边有齿痕，脉沉细。

处方：原方加肾俞、大肠俞、次髎（均双）。

三诊：（2015年6月12日）

现腰部已不痛，肩部疼痛明显好转，左下肢放射痛减轻。治疗结束后病人症状明显好转，嘱其进一步加强功能锻炼，注意肩部保暖，慎食寒凉、以食养调理脾胃等。

（三）临床体会

肩周炎以肩部长期固定疼痛、活动受限为主要特征，因肩部受凉、慢性劳损、外伤等，导致肩部软组织退行性、炎性病变。病机为患者平素体虚、过劳，风寒湿邪侵袭肩部，而致肩部气血运行不畅，不通则痛。病性多为本虚标实。经规范治疗，并坚持关节功能锻炼，绝大多数患者能较大程度缓解症状。

（四）讨论

本例患者年龄较大，因肩部肌肉疼痛1年，加重20余天前来就诊。初诊症见：双肩关节肌肉疼痛，以右肩为甚，遇寒尤显，纳一般、眠差。检查见：肩部肌肉压痛（＋）；上举受限。结合舌苔、脉象，可知患者平素脾胃虚寒，素体本虚，遇风寒之气侵袭肩部，致肩部经气不利，发为疼痛。病性属本虚标实，治当标本兼顾。因患者就诊时疼痛明显，标实之症较著，急则缓其标，故治以疏风止痛、舒筋活络，待疼痛缓解，再以扶正为务。故处方选肩三针、阿是穴局部取穴以疏经止痛，外关、肩井穴疏风通络，曲池为手阳明经合穴，善能疏风活血、通络行气。辅以火针温通经气，火罐祛风寒湿邪。因患者尚有双膝关节疼痛，故口服通痹灵、塞来昔布增加止痛之力。患者脾胃虚寒为本，病程较长，嘱患者禁戒寒凉、搬提重物、注意肩部保暖等。

（五）诊后絮语

肩周炎又称漏肩风、肩凝症、冻结肩或五十肩，是中老年人的一种常见病，多发生在50岁左右，女性多于男性。临床以肩部疼痛，关节活动受限，甚至局部肌肉萎缩为其主要临床表现，主要症状是肩关节周围痛，有时放射到上臂，夜间疼痛明显，肩关节活动受限，影响洗脸、背手、梳头和穿衣等，给患者的日常生活带来极大的不便。临床上常以口服消炎镇痛药、物理治疗、痛点局部封闭、按摩等配合关节功能练习的综合疗法进行治疗。笔者在临床上应用肩三针治疗肩周炎，取得了良好的疗效。

二、颈椎病

颈椎病临床特征因类型不同而表现迥异，无论何种类型，病位均在颈项，故以病灶周围配方取穴为主，辅以"经脉所过，主治所及"的循经取穴原则。颈型颈椎病以颈部疼痛、酸胀为主；神经根型颈椎病患者除具有颈型颈椎病症状外，突出的表现为向上肢传导的麻木及疼痛；椎动脉型颈椎病眩晕症状明显；交感型颈椎病因颈部交感神经被周围组织刺激或压迫，引发头部、胃肠道及心血管系统的诸多症状。

（一）基本方法

【取穴】主穴：颈三针，天柱、百劳、大杼。

（1）局部疼痛酸胀明显者，可局部加火针点刺；

（2）神经根型颈椎病加手三针（曲池、合谷、外关）；

（3）椎动脉型颈椎病加压灸百会；

（4）交感型颈椎病不囿于病灶周围取穴，而是根据中医的整体观，配合"调神针法"，常用四神针、智三针、神门、内关、合谷、太冲等穴。

【操作】

压灸百会（改进法）：在百会穴放置 12 层左右的棉纱或不易燃烧的纸板，将点燃的艾条直接在百会穴压灭，连续操作数次。

（二）**典型验案**

患者，女，39 岁，2014 年 8 月 6 日就诊。

主诉：反复颈肩部不适伴左手中指、无名指麻木半年余。

现病史：患者因劳累后出现上述症状，于当地医院行针灸、推拿等治疗后，颈肩部酸痛反复发作，遂至庄礼兴教授门诊寻求系统治疗。诊见：颈肩部酸痛不适，左侧臂丛神经牵拉试验阳性，叩顶试验阳性，旋颈试验阳性。头枕部、前额疼痛，偶有头晕，左手中指、无名指麻木感，恶心欲呕，胸闷心悸等。纳可眠差，大便烂，小便调，舌淡红，有齿痕，苔薄白，舌下静脉稍怒张，脉细数。清远市某医院颈部 CT 示：①颈椎骨质增生；②C4～7 椎间盘向后不同程度突出，以 C4/5 椎间盘向后突出为甚；③C3/4 椎体节段性不稳。

选穴：风池、百劳、阿是、外关（左）、后溪（左）、三阴交（左）。

耳穴：交感、肝、心、肾、内分泌。

操作：风池、百劳、阿是穴均加电针 30 分钟，采用疏密波；外关、后溪、三阴交不加电。电针治疗结束后，肩颈部阿是穴采用火针点刺。耳穴采用王不留行子进行耳穴贴压治疗，嘱患者贴压后每日按压至少 3 次，每次每穴按压 100 下。治疗 2 周，每周 3 次。

疗程结束后，患者颈肩部疼痛及手指麻木感明显改善，左侧臂丛神经牵拉试验弱阳性，叩顶试验阴性，旋颈试验阴性，恶心欲呕，胸闷心悸等症状基本消失。

（三）临床体会

椎动脉型颈椎病使用的压灸百会，原方法是将艾炷做成小花生米或黄豆大小，在百会穴上涂以万花油，将艾炷置百会穴上，用线香点燃，待患者有灼热感时，用准备好的一段清艾条将艾炷压灭，让热力向四周放散，连续灸 5 ～ 7 壮。但此操作存在一定问题，即压灸的最佳时机难以把握，过早压灭效力不够，稍微延迟则患者极易烫伤。于是庄礼兴教授对此法进一步改进，即"操作"部分所提到的隔物压灸。《针灸大成》曰："百会……主头痛目眩，百病皆治。"庄礼兴教授认为，百会位于巅顶正中，别名三阳五络，属督脉，艾灸百会可振复阳气、补益脑髓、升清降浊、温经活血，为治疗眩晕之要穴，配以独特的压灸方法，更能散寒化湿、醒脑开窍。该方法安全、简便，很多因椎动脉型颈椎病导致眩晕的患者，当下即可神清气爽，耳目清明，甚至有一股暖流从巅顶向下灌注的感觉。

（四）讨论

神经根型颈椎病配合手三针，曲池、合谷属于手阳明大肠经，该经脉循行手与颈部，且阳明经多气多血，阳明行气于三阳，阳主动，故上肢活动与手阳明经关系密切。外关为手少阳经三焦经的络穴，内通手厥阴经，且为八脉交会穴，通于阳维，"阳维维于阳"，故外关穴功擅疏通经络、调和气血、平衡阴阳。三穴合用辨证准确，恰中病机，有活血通络、理气止痛之功。

（五）诊后絮语

"调神针法"是庄礼兴教授在研究"靳三针"疗法的基础上，结合多年临床经验总结出的治疗神志病的特殊针法，对失眠、神经衰弱、抑郁症、焦虑症、更年期综合征等有较好疗效。该套针法以头部腧穴为主，配合心、肝、肾经等腧穴辨证取穴。治疗交感型颈椎病常用腧穴有四神针（百会前后左右各1.5寸，共4针）、智三针（神庭穴一针，左右本神穴各一针，共3针）、神门、内关、合谷、太冲等。其中四神针、智三针均源自"靳三针疗法"创始人靳瑞教授几十年临床经验，四神针为百会穴前、后、左、右各旁开1.5寸，较四神聪在脑部的投影区域更广，增强了调神定志之功。智三针由神庭、本神（双）组成，为历代医家常用的调神要穴。神门为心经的原穴及输穴，心气出入之门户，《灵枢·九针十二原》云："五脏有疾也，当取之十二原。"针刺神门可开心气而调神明，具有宁心安神之效。内关为心包经之络穴，八脉交会穴，联络手少阳三焦经，并通于阴维脉，可通血脉、调阴阳，主治心、胸、胃疾病。合谷、太冲又称"四关穴"，其中

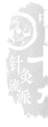

合谷属阳，太冲属阴，合谷、太冲两穴配伍，一阴一阳，一气一血，有调和气血、平衡阴阳、镇静安神之功。对临床收集的病例进行总结，发现该穴位组合可较好改善交感型颈椎病诸多症状。

三、腰痛

（一）基本方法

【选穴】选取"靳三针"中腰三针组穴：肾俞、大肠俞、委中。均为双侧。

【操作】取俯卧位，进针得气后施以提插捻转补泻法，中等刺激，每隔10分钟行针1次，共留针30分钟。5天为1个疗程，休息2天后再行第2个疗程，共3个疗程。

（二）典型验案

腰痛病之气虚血瘀证案（靳瑞主治）

方某，男，68岁，2006年4月10日初诊。

主诉：反复腰腿疼痛两年。

初诊：现病史：患者两年前反复腰腿疼痛，左侧为甚，当时未予以正规治疗。去年症状加重，不能下地行走，于2005年4月到广东省人民医院就医，诊断为腰椎间盘突出症，并行手术治疗（腰椎管狭窄扩大成形术），术后症状缓解。出院后仍觉腰腿疼痛，不能长期行走。今年4月2日，自觉左腿疼痛，以膝部为甚，伴小腿及足部麻木。遂到广东省人民医院门诊就医，予以膝部封闭注射等治疗后（具体用药不详），症状缓解，但时感不适，特寻求进一步诊疗。时见：腰腿疼痛，以左膝为甚，伴左小腿及足部麻木，偶有胸闷，无头晕恶心，无心悸气促，纳眠可，二便调。舌淡暗，苔薄白，脉弦。

诊断：四诊合参，本病当属中医学的"腰痛"范畴，证属肾虚血瘀型。患者体质较弱，患肺病年久，精气亏虚，金不化水，肾气不足，"腰为肾之府"，肾虚则腰府空虚，故腰痛绵绵不已，"肾主骨生髓"，故腰痛延及膝部。肾气不足，气血运行不利，久则瘀滞不通，不通则痛，甚而转侧不利，舌淡暗苔薄白、脉弦均为气虚血瘀之佐证。按活血通络止痛、补益肾气为治则治法，进行诊治。

治疗：针灸治疗处方，腰三针、环跳（左）、阳陵泉（左）、昆仑（左）、太冲（左），每天 1 次，10 次 1 疗程，补泻兼施。配合 TDP 神灯照射腰部患处。嘱患者注意休息，适当运动，防寒保暖。

复诊：治疗 1 个疗程后，腰骶部疼痛有明显好转，转侧时仍有少许疼痛，休息后可缓解，双膝关节疼痛减轻。舌质淡，苔白腻，脉象沉弦。患者的脉象见沉，治疗后患者内在的肾阳虚之征仍在，阳气不足，则不能推动气血运行，病则难愈，故应加强温通经络治疗。针刺守前方，膝关节加温针灸，适当配合功能锻炼，注意生活中用力姿势的调整，保护腰部。

再治疗 2 个疗程后，腰腿部疼痛等均较前明显减轻，可长时间行走，但行走较长距离后仍会出现疼痛。病情基本得以缓解，患者要求出院，嘱其回家加强腰膝部功能锻炼，坚持门诊巩固治疗。随访 3 个月，没有复发。

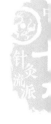

（三）临床体会

腰三针治疗单纯腰痛型腰椎间盘突出症有明显疗效，且针刺镇痛维持时间长，针刺当天疼痛未再复发。本法取穴精少，安全可靠、易于操作，患者易接受，值得推广。

（四）讨论

本病案患者体质虚弱，患肺病日久，精气亏虚，金不化水，肾气不足，气虚不能推动血行，日久成瘀，发为肾虚血瘀之腰痛，故治疗上以化瘀通络，补益肾气为主。

本病属中医学"腰痛"范畴，病位在腰，中医病因辨证可分为寒湿证、血瘀证、湿热证、肾虚证。治疗取肾俞以补肾益元气、助运化、利水湿、行气通经络；大肠俞有利腰健骨强筋，培土健中，调肠腑清积热之功；委中有舒筋通络、散瘀活血、清热解毒之效。三穴相辅相成，补虚祛邪，腰痛可除。

中医分经辨证为太阳证，足太阳膀胱经循行于两侧腰部，挟脊柱，联络肾。本法取穴均为太阳膀胱经穴，肾俞、大肠俞直达病位，委中穴位于膀胱经两条支脉的相合处，"经脉所过，主治所及"。针刺能疏调经气，达到通则不痛、补肾壮腰，故而获效。

"腰三针"的组穴，腰为肾之府，肾俞穴则处于腰椎上段，即第二腰椎水平；大肠俞穴为足太阳膀胱经穴，夹腰脊而上，位处腰椎下段，左右共四穴，主治腰椎的病变，属局部取穴法。"腰背委中求"，故选用委中穴，属循经远道取穴法。从古时沿用至今，委中穴为治疗腰腿痛的要穴。左侧环跳，阳陵泉，昆仑，太冲均为循经取穴。患者复诊时，脉象见沉，治疗后患者内在的肾阳虚之征仍在，阳气不足，则不能推动气血运行，病则难愈，故应加强补阳温通经络治疗，在原治疗的基础上加用温针灸膝关节，灵活辨证，经治疗后患者的腰腿部疼痛等均较前明显减轻，可长时间行走，临证收到很好的效果。

（五）诊后絮语

患者针刺时，多取俯卧位，肾俞和大肠俞的取穴一定要准，针之前最好先以指压来探穴，以 1.5 寸针直刺 1.2 寸深左右，以腰部酸、麻、胀感为好。委中的针感是最明显的，对于一些慢性腰痛，或伴见瘀血症状的，可以用双针同时刺委中穴，出针时如有出血，不必止血，应让其自然止血为好，这样，可达到泻邪通络的作用，另外也可以在足太阳膀胱经上用多罐、走罐、穴注、经络注血、神灯照射等辅助方法配合"腰三针"施治，可据具体情况来选用。

◈ 第四节　五官疾病及其他

一、过敏性鼻炎

（一）基本方法

【取穴】

（1）主穴：鼻三针，迎香、鼻通、印堂。

（2）配穴：鼻流清涕量多，配针丰隆，灸百会；鼻塞甚，配风池、合谷；鼻流浊涕，配阳陵泉、太冲；鼻痒甚配上星、列缺；头痛配上星、太阳；久病配肺俞、大椎针后加灸。

（3）穴位注射穴组：注射迎香（双）、风池（双）、肺俞（双）；每次取一穴，三穴轮流交替。

【操作】

（1）针刺：患者仰卧，先用30号短毫针针刺鼻三针相应穴位，针以补法为主。先取迎香穴，针尖向鼻根部方向斜刺，新病针尖向鼻翼水平进针约9mm，久病向鼻柱方向进针约15mm。得气后使局部有发胀、发热感，即可缓解鼻塞；次取鼻通穴，针尖向鼻根部方向斜刺约15mm至24mm，得气后使局部有胀痛感，实证可用雀啄法，致眼流泪为度，虚证用轻捻转手法；后取印堂穴，针尖向鼻柱方向平刺入针15mm，针感向鼻尖方向及鼻翼两侧放射，虚补实泻。诸穴留针25分钟，留针时鼻三针运用电针（疏密波）。

（2）穴位注射：患者取坐位，用5ml一次性无菌注射器吸取维生素B_{12} 200μg以及维丁胶性钙lml，常规消毒后，注射迎香（双）、风池（双）、肺俞（双）（每次取一穴，三穴轮流交替），刺入穴位得气后，回抽无血则缓慢注入药液，每穴1ml，注射后拔出针头，用消毒棉球按压片刻，以防出血。

（3）疗程：针刺，每日针刺1次，10次为1疗程，疗程间间隔5天。穴位注射，隔天注射1次，5次为1疗程，疗程间间隔5天。

（二）典型验案

慢性过敏性鼻炎之肺气虚证案（靳瑞主治）

徐某，男，45岁，1970年8月3日初诊。

主诉：反复鼻塞流清涕，喷嚏发作十余年，近期发作加剧。

初诊：年轻时处战争年代，行军打仗，经常风餐露宿，不慎受寒后，始感鼻部不适，按"过敏性鼻炎"经中西药物治疗，包括脱敏治疗等，均无效。凡遇工作劳碌或感受风寒，则较易发作，主要表现为鼻塞，流涕，喷嚏等，每次可持续1个月之久，近年来接触油烟和花粉等亦易发作。近日由于疲劳症状加重，寻求针灸科治疗。诊时症见：神疲乏力，喷嚏连连，鼻塞，流涕，色清白，量多，伴眼痒难忍，大便溏薄，闻异味或受风饮冷之后症状加剧，平素气短懒言，易于感冒。查：鼻黏膜苍白，鼻甲肿大，有多量水样分泌物，舌淡胖边有齿印，脉缓。中医诊断：鼻渊（肺气虚）；西医诊断：过敏性鼻炎。四诊合参，本病属于中医之"鼻渊"病，由于曾处于战争年代，精神紧张，时常风餐露宿，但凡不慎感受风寒后鼻部常感不适，遇身体状态较差或天气变冷时则特别容易发作，病久则肺气虚，卫表不固，腠理疏松，风寒更易乘虚而入，犯及鼻窍，邪正相搏，肺气不得通调，津液停聚，鼻窍壅塞，遂致喷嚏连连，清涕不止；而鼻络不通，气浮于上可致喷嚏频频。综上所述，本病实属肺气不足，同时亦有鼻窍阻滞的特点，虚实夹杂，以虚为主。

治法：拟以活血通络，祛风散寒为治则治法，采取穴位注射疗法。初诊治疗：迎香（双）穴位注射维生素B_{12} 500μg，每穴各1ml。

复诊：治疗1次后患者感觉症状明显减轻，要求继续治疗。

迎香（双）穴位注射维生素 B_{12} 250μg，加入维丁胶性钙 1ml 混合，两侧迎香穴各注射 1ml。第二次治疗后，患者自觉病情更为好转，再次要求治疗，遂予迎香（双）穴位注射维生素 B_1 100mg 混合，迎香穴各注射 1ml。此后患者感觉症状完全消失。随访半年，病未复发。

（三）临床体会

在过敏性鼻炎的治疗过程中，除了医院常规治疗外，家庭护理也十分重要，所以医者在治疗疾病的过程中，应与患者家属勤沟通；与患者家属的交流中，可了解患者的生活起居、性格特点、接触环境、饮食习惯，发现患者不利疾病的生活习惯，督促患者家属帮助患者改变不良习惯。

（四）讨论

对于过敏性鼻炎的药物治疗，主要是采用抗组胺药物，目前使用的第 1 代抗组胺药，虽然疗效明显，价格便宜，但由于其代谢与清除较快，必须多次给药，用药剂量较大，并且副反应较大；第 2 代抗组胺药具有镇静作用小，且作用时间长，减少了服药次数，用药剂量相对减少，但也有不足之处，心脏毒性就是其不容忽视的重要不良反应之一。第 3 代抗组胺药疗效确切，不良反应小，但价格较贵。综合各项分析，针灸是目前治疗过敏性鼻炎最"简、便、效、廉"的方法，且无毒副反应。近年来变应性鼻炎的针灸治疗报道较多，针灸治疗变应性鼻炎手段丰富，大量临床实践证明，针刺治疗对该病疗效确切，值得推广。

靳三针最早开始的就是鼻三针，在海南首先创制成功。此穴组重在局部取穴，专在疏病部之邪。以疏通手太阴肺经及手阳明大肠经为主，具有开窍通经、固卫止衄之功。鼻三针均在鼻周围部，由迎香、鼻通和印堂组成，这三个穴位恰好分别位于鼻的上、中、下三部，并分布于鼻腔周围，迎香穴为手阳明大肠经穴，位处鼻翼旁，肺与大肠相表里，鼻为肺之外窍，古人云："肺气通于鼻，肺和则鼻能知香臭矣"，所以迎香穴为首选；鼻通位于鼻中段，顾名思义，具有通鼻气的作用，平时鼻塞之时，以双食指按揉该穴，即可见效；印堂位于鼻根部。虽为经外奇穴，但位处督脉上。督脉恰好经过鼻梁的正中，亦为治鼻疾之要穴。这三个穴位就组成了"鼻三针"，专为治鼻疾而设。再随症配以相应穴位以改善伴随症状。留针期间鼻三针加电，用疏密波，以改善局部循环，增强血流量，减轻鼻黏膜的炎性水肿。穴位注射用维丁胶性钙注射液加维生素 B_{12} 注射迎香、风池、肺俞。维丁胶性钙含维生素 D 及胶性钙，有抗过敏的作用；维生素 B_{12} 对生血和神经组织的代谢有重要作用。风池穴属足少阳胆经，具有祛风、定眩之功，主治头晕、头痛、耳鸣、脑部疾患等疾病；肺俞是肺脏之气转输于背部的穴位、内应肺脏，而肺开窍于鼻，故本穴有宣肺利气、疏通鼻窍的作用。如此合用能发挥药物和经穴的协同作用，增强疗效。本法既能治其标，又能治其本，标本兼顾、巩固疗效。在治疗期间应嘱患者勤锻炼，避免接触过敏原，搞好清洁卫生，以加强疗效。

（五）诊后絮语

此案乃靳三针法创始第一典型病案，患者之顽固性过敏性鼻炎十余年，经各种中西医疗法治疗难愈，靳老予以三次穴位注射即告病愈，疗效神奇。本案主要应用穴位注射之法，是靳三针疗法的重要辅助治疗部分，三次解决顽疾，看似简单，实际安排巧妙，三次药物分别为维生素 B_{12}、维生素 B_{12} 加入胶性钙、维生素 B_1，由于药性不同，刺激强度逐次加大，并且把握患者的心理情绪，告知三次手法会越来越痛，使其心理已有准备接受治疗之暗示，逐步进入治疗状态。治疗过程循序渐进，心理、手法，技巧配合拿捏亦恰到好处，应用穴注，逐渐加强刺激经络，激活久滞之气血，祛散久痼之寒邪，以奏行气活络散寒之功。此外，靳老亦结合西医神经学知识来解释，应用强烈的新的神经兴奋灶破除旧有的顽固的病理兴奋灶，改变病态下的鼻部气血运行模式，整体调整患者全身的神经内分泌免疫功能状态，故能扶助正气，祛除邪气，达到奇效。

既然三次而愈，故而称此法为"鼻三针"，"靳三针"疗法之路从此开始。靳三针疗法的灵巧、简捷、有力之风格由此可见一斑。"医者意也"，"三针"之"三"，乃生之谐音也，禀少阳之气，生生不息，蕴涵生机无穷和"回春"之意也！

二、耳鸣耳聋

（一）基本方法

【选穴】

主穴耳三针：完骨（在乳突后下方凹陷中）、听宫（耳屏前，下颌骨髁状突的后缘，张口呈凹陷处）、听会（在耳屏间切迹前、下颌骨髁状突后缘，张口有孔）。

辨证配穴：虚证耳聋耳鸣，选配穴三阴交（双）、太溪（双）、足三里（双）、百会或肾俞（双）、气海；实证耳聋耳鸣，选配液门、外关（双）、合谷（双）、太冲（双）、风池（双）；病时间时甚者，配三焦经俞穴中渚。

【操作】

取30号1.5～2寸（儿童1寸）不锈钢毫针，取病侧耳三针，先针完骨，直刺或向下斜刺1～1.2寸，针感向颈后及颞侧放散，次针听宫、听会，二穴均张口取穴，深度1～1.5寸。完骨穴快速进针后，以捻转得气后再行提插捻转3～5次，听宫及听会以缓慢用力捻转进针的方法，至所需深度后以刮针法为主，使针感向耳内传导，为加强和保留针感可配合小幅度捻转法，虚补实泻，均留针30～45分钟，中间间歇行针2次。

（二）典型验案

顽固耳聋之气滞证案（靳瑞主治）

庞海伦，女，10岁，自述无明显诱因下出现耳聋，曾到当地医院就诊，经中西医治疗，具体病因不详。至今左耳耳聋已8年，为求针刺进一步治疗，特来就诊。

初诊：神清，精神一般，左耳聋，听力基本丧失，右侧耳听力正常，无恶寒发热，无耳鸣，无头晕头痛，纳眠可，二便调，舌淡暗脉细。诊断为：顽固性神经性耳聋。四诊合参，本病属于中医学之"耳聋"病，证属气滞，患者一般情况良好，主要因为经络气机阻滞，蒙蔽耳窍，气血精华不能上荣耳窍，故而听力不行，见耳聋。由于经络阻滞，少阳经气不通，气机不升，气血运行不足，故见舌体淡暗，脉细之象。以行气通络，醒耳开窍为治则，按靳三针疗法之"耳三针"取穴（听宫、听会、完骨），以重手法进行捻针，通经引气，醒络开窍。完骨快速进针后，先捻转得气再行提插捻转 3～5 次，听宫及听会以缓慢用力捻转进针的方法，至所需深度后以刮针法为主配合小幅度捻转法，虚补实泻。行针十分钟后，患者觉得左耳轰隆一声，仿如炸弹爆炸，当时就恢复了听觉，即刻痊愈，自觉十分惊奇并感谢。叮嘱其在家注意休息，避免过度嘈杂环境，清静养耳，常做耳部保健按摩。患者痊愈回家，生活自理，半年后随访，患者耳部功能基本良好，学习工作正常，没有复发。

（三）临床体会

1. 针灸治疗时，必须把五官与脏腑、经络、脑之间的关系作全面分析和辨证，才能提高针灸疗效。

2. 实证用泻针法，虚证用补针法，均强调得气和深度，得气后针感应向耳内及耳周传导，务使气至病所方能显效，应用时的关键之一是掌握好针刺深度。本法所针深度一般较深，进针至 1～1.2 寸时耳内嗡嗡作响时应停止再进针，稍加刮针即可，此种感应可获较满意疗效。

3. "病时间时甚者"，多为邪气阻窍、精气不继，以致病情时轻时重或昼轻夜重，因中渚疏少阳气机，解三焦邪热以开窍益聪，又为三焦经俞穴，故配穴中必不可少。

4. 本穴组即使对重度耳聋仅留有残余听力者，只要坚持治疗，也有一定疗效，应鼓励患者积极配合。

（四）讨论

耳三针治疗神经性耳聋的治则是行气通络，醒耳开窍，通过听宫、听会、完骨的针刺，直接疏通耳窍，尤其在听宫穴深刺得气，通经活络，能有效地改善耳窍深部的气血循环、促进耳部听觉功能的恢复。大量临床资料表明，"耳三针"治疗神经性耳聋确实具有较好的疗效，对于顽固性的耳聋患者，还常配合颞三针，以及经络辨证体针，常用的如手足少阳经之中渚、外关和阳陵泉等。

耳三针是靳老在长期实践过程中总结出来的经验用穴，耳周有许多穴位，为什么选用听宫、听会、完骨这三个穴位来组成"耳三针"。临床实践发现，听宫、听会都需张口取穴。均位于耳前，听会属足少阳胆经经过耳前穴位，足少阳胆经"从耳后入耳中，出走耳前，至目锐眦后"，听宫属手太阳小肠经，小肠经"从缺盆循颈，上颊，至目锐眦，却入耳中"，两穴均入耳中，深刺均可达内耳，当然，耳门也有这样的作用，靳老按"针灸不过数穴"的原则，不必选用太多，所以耳前只选了听宫、听会。而完骨穴属足少阳胆经经过耳后之穴，另外它又是足少阳、太阳之交会穴，足太阳经"从巅至耳上角，从头顶入里络于脑"，说明完骨穴对耳部疾病的治疗有着极其重要的作用。临床上我们发现，从完骨穴向内耳方向入针，可直达病所，针感特别强，疗效特别好，所以靳老选用听宫、听会、完骨这三个穴位组成了"耳三针"。这就是靳三针治疗耳鸣耳聋的理论基础。

耳为肾之外窍，受肾中精气的濡养，所以耳必须在肾脏功能正常的条件下，才能充分发挥其作用。《灵枢·脉度》指出："肾气通于耳，肾和则耳能闻五音矣。"对肾气失和，肾精不足所致耳鸣耳聋，针用补法为主，百会、气海、肾俞等配穴可并用灸法，亦可用左归饮、右归饮之类针药合治以提高疗效。

（五）诊后絮语

靳老创制靳三针有自己独到的思路，一方面应用经络循行，另一方面特别重视局部定位，故而常常两者搭配使用，临床实效很好。"耳三针"之听会穴、完骨穴皆属于足少阳胆经，足少阳胆经"从耳后入耳中，出走耳前，至目锐眦后"；听宫穴属手太阳小肠经，小肠经"从缺盆循颈，上颊，至目锐眦，却入耳中"，古人云："经脉所过，主治所及"，同时"耳三针"的穴位均位于耳周，为循经取穴与局部取穴结合取穴，三穴皆入于耳中，深刺可达内耳，能起到开窍益聪的作用。说到配穴，一般遵循循经远取的原则，例如：外关、中渚等；耳为肾之外窍，补益肾气的穴位也是配穴常用的穴位。

临床上使用"耳三针"，一是要注意针刺深度，另一个是要注意位置准确，还有就是要注意针刺量，靳老往往采用刮针的方法。同时可选用完骨穴进行穴位注射治疗，效果更佳。

三、肥胖症

（一）基本方法

【选穴】

主穴：肥三针（带脉、中脘、足三里），脂三针（内关、足三里、三阴交），双侧取穴。

【操作】

（1）电针治疗：常规针刺后，选用疏密波加电，强度以患者能耐受为度，留针 40 分钟。隔天治疗 1 次，10 次为一疗程。

（2）穴位埋线：将拟埋线穴位皮肤用碘酒常规消毒，取 9 号一次性埋线针，将 0 ～ 3 号医用羊肠线（2cm 一段），放置于埋线针管的前端。右手持针，用舒张或提捏进针法将针刺入所需深度。得气后，一边推针芯，一边退针管，将羊肠线埋于穴位下。出针后针眼用输液贴敷贴，嘱患者针眼 24 小时内不要沾水，防止感染。15 天埋线 1 次，5 次为 1 个疗程，共治疗 1 个疗程。

（二）典型验案

肥胖症之胃肠腑热型案（靳瑞主治）

王某，女，38 岁。2006 年 7 月 9 日初诊。

主诉：形体肥胖 12 年余，腰腹肥大。

初诊：因饮食不节，嗜食肥甘厚味而发病。形体发胖，特别是腰腹部脂肪堆积明显，月经正常。伴有口干，脘腹胀满不适，大便秘结，小便短黄，四肢困倦。曾采用药物及运动疗法减肥未见效，要求针刺治疗。查体：身高 157cm，体重 69kg，腹围 84.5cm。舌质偏红、苔薄黄，脉滑有力。实验室检查：空腹血糖 14mmol/L，血清总胆固醇 7.8mmol/L，甘油三酯 3.1mmol/L，低密度脂蛋白 4.36mmol/L。

诊其为：胃肠腑热型肥胖症（中度单纯性肥胖症）。本证患者安逸少劳，先天禀赋肠道吸收功能强，过食零食，中医认为"肥人多痰、多湿、多气虚"，而痰湿的生成，又源于脾失运化，水津无以敷布，湿浊内停，溢于肌表为患；七情内蕴不发，肝胆不能泌输精汁，净浊化脂，浊脂内聚则肥胖。所以肝失条达，脾虚不运，痰湿内停，郁久化热，而现口干，脘腹胀满不适，大便秘结，小便短黄，舌偏红、苔薄黄，脉滑有力等胃肠腑热之象，形体发胖，气机运行速度亦减慢，而见四肢困倦。

治法：清胃泻热、通利肠腑。针灸处方拟肥三针加减。

处方：中脘、带脉（双）、足三里（双），酌情配合合谷、上巨虚、三阴交、梁丘、公孙（均双），针用泻法。

使用华佗牌 30 号不锈钢毫针，患者取仰卧位，常规消毒进针。中脘、足三里穴选用 1.5 寸毫针，直刺 1.2 寸，得气后行提插泻法和大幅度、快频率捻转，产生较强的针感；带脉穴选用 4 寸针，入针后沿着腹壁向肚脐方向刺，即双侧带脉透刺。另外，每次选穴合谷、上巨虚、三阴交、梁丘、公孙 1～2 个，交替使用，常规针刺，用泻法。上海产 6850-1 型电针仪，疏密波，强度以患者能耐受为度，留针 40 分钟。隔天治疗 1 次，10 次为一疗程。

复诊：经针刺肥三针治疗 1 疗程，患者体重下降 3kg，进食减少，腹部较治疗前平坦，腹胀减轻。2 疗程后，体重下降 8kg，腹胀便秘症状明显改善。3 疗程后，体重下降 12kg，腹围减至 68.5cm，比治疗前缩减了 16cm，达到显效标准。腹部因脂肪堆积形成的膨隆赘肉已基本消失，精神面貌焕然一新。自觉身体轻松，纳佳，大便通畅，脘腹胀满消失。空腹血糖 6mmol/L，血清总胆固醇 5.8mmol/L，甘油三酯 1.65mmol/L，低密度脂蛋白 2.7mmol/L。随访 1 年，自觉身轻体健，体重无反弹。

（三）临床体会

1．靳三针微创埋线法对单纯性肥胖具有确切的临床疗效，治疗后体重、BMI 及血清中的血脂含量与治疗前有显著改善，在减少患者腰围和腰臀比上具有一定优势。

2．患者合并有严重心、肝、肾疾病，有肿瘤、结核等病，或有出血倾向疾病者，不宜采用微创埋线的方法。

3．微创埋线当天，患者应注意饮食，不可进食海鲜等易引起过敏物质。

4．治疗期间应注意休息，避免疲劳；调节情志，保持心情舒畅。

（四）讨论

1．肥胖症是指由于能量摄入超过消耗，导致体内脂肪积聚过多而造成的疾病。肥胖症分为单纯性和继发性两类，无明显内分泌代谢病病因者称为单纯性肥胖，针灸减肥，以治疗单纯性肥胖为主。中医认为，本病多由嗜食肥甘厚味，脾失健运，聚湿成痰，或肝郁气滞，肝木克土，脾胃升降失常，水液代谢失调，痰湿聚集，而为肥胖。

2．靳三针疗法中的"肥三针""脂三针"是靳瑞教授从临床经验中总结出来用于治疗肥胖和高血脂的有效穴位。本研究所选穴位内关、足三里、三阴交为脂三针；带脉、中脘、足三里为肥三针。研究表明"肥三针"治疗单纯性肥胖大鼠有显著的疗效，特别局部减肥作用明显，对脂质代谢有一定的调整作用。足三里乃足阳明胃经的合穴，同时也是其下合穴，具有健脾化湿之功，针刺其可疏通阳明经气，调理肠胃功能，配胃的募穴、八会穴之腑会中脘穴，可理中焦气机，调升降，增强脾胃运化之功，减轻痰湿的停聚。中脘穴埋线时，深度要达到脂肪层。带脉穴位于腰腹部之间，绕腰而过，约束诸经脉。肥胖患者，尤其是腹部肥大的患者，多与带脉的约束功能失调有关，故选取带脉穴用以治疗肥胖者之腰腹肥大。三阴交为足三阴经之交会穴，可以加强肝、脾、肾的功能，达到调节水液代谢的目的。内关为八脉交会穴，通于阴维脉，并与之合于胃、心、胸，具有宽胸理气和胃的作用，可健脾化湿消脂。诸穴合用起到调理脏腑、除湿化痰、减肥消脂的作用，从而达到治疗肥胖症的目的。

3. 微创埋线疗法是埋线疗法的改进，是利用一次性穴位埋线针将医用羊肠线埋入穴位，利用羊肠线对穴位的持续刺激作用来调整脏腑功能，达到治疗疾病的一种临床技术。埋线后，线体将会在人体内软化、分解、液化和吸收，不断对穴位产生的物理及生化刺激可长达 15 天或更久，使人体局部微循环在这种良性刺激下不断得以调整和修复。

（五）诊后絮语

"肥三针""脂三针"是靳瑞教授从临床经验中总结出来用于治疗肥胖和高血脂的有效穴位，诸穴合用起到调理脏腑、除湿化痰、减肥消脂的作用，从而达到治疗肥胖症的目的。

本病多由嗜食肥甘厚味，脾失健运，聚湿成痰，或肝郁气滞，肝木克土，脾胃升降失常，水液代谢失调，痰湿聚集，而为肥胖，"肥三针"之中脘与足三里都是调理胃肠功能的要穴，带脉穴能畅通带脉经气，管束诸经脉，且能加强局部的刺激作用而治疗肥胖之腰腹肥大者。足三里是足阳明胃经的合穴，同时也是胃经的下合穴，足三里可以疏调阳明经气，通调肠胃。中脘属于胃经的募穴，腹部局部取穴，直接调理脾胃的消化功能。带脉穴位于腰腹部的中部，起于少腹之侧，季胁之下，环身一周，络腰而过，约束诸经脉，如同束带。肥胖的病人，尤其是腹部肥大的病人，起因多与带脉的约束功能下降有关，所以选用带脉穴，能畅通带脉经气，管束诸经脉。脂三针之三阴交为足三阴经之交会穴，可以加强肝、脾、肾的功能，达到调节水液代谢的目的。内关为八脉交会穴，通于阴维脉，并与之合于胃、心、胸，具有宽胸理气和胃的作用，可健脾化湿消脂。通过肥三针及脂三针穴位埋线，可以强化三针调整脾胃功能、化脂降浊的作用，而达到减肥目的，使病态机体得到恢复。

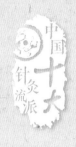

中国十大针灸流派

新三针

疗法流派临床经验

全图解